녹내장 치료, 한약으로 해볼까?

녹내장 치료, 한약으로 해볼까?

지은이	한 기 은
초판발행	2025년 5월 20일
펴낸이	배용하
책임편집	배용하
등록	제364-2008-000013호
펴낸곳	도서출판 비공
	www.daejanggan.org
등록한곳	충청남도 논산시 가야곡면 매죽헌로1176번길 8-54
대표전화	(041) 742-1424 전송 (0303) 0959-1424
분류	의료	안과	녹내장	한의학
ISBN	979-11-93272-34-3 03510

이 책은 저작권은 저자와 독점계약한 비공에 있습니다.
기록된 형태의 허락 없이는 무단 전재와 복제를 금합니다.

값 10,000원

녹내장 치료, 한약으로 해볼까?

한 기 은

목 / 차

들어가는 말　　　　　　　　　　　　　　　　　　　　　　　11

1부 / 녹내장 치료 3

1. 녹내장이란 단어가 품고 있는 정서, 두려움

　안과 질환에 소화불량 치료하는 한약을 복용했다고?　　　　19
　불안, 그리고 위로　　　　　　　　　　　　　　　　　　　22
　주변의 다른 녹내장환자들이 말해줬다.　　　　　　　　　　23
　식체, 녹내장 그리고 질문　　　　　　　　　　　　　　　　25
　운동은 정말 사람을 건강하게 만드는 것일까?　　　　　　　29
　병명이 없으면 병이 아닐까?　　　　　　　　　　　　　　　31
　운동이 독인 경우가 있다.　　　　　　　　　　　　　　　　33
　보약을 지어주세요　　　　　　　　　　　　　　　　　　　34
　저혈압은 좋은 것일까?　　　　　　　　　　　　　　　　　35
　운동을 아주 열심히 하는 사람들은 안 아플까?　　　　　　　37

2. 한약으로 녹내장을 치료하는 것은
눈을 치료하는 것은 아니지만, 녹내장은 진행을 멈추더라.

　치료의 시작은 호흡수의 회복이었다.　　　　　　　　　　　43
　혈압 그리고 맥　　　　　　　　　　　　　　　　　　　　　48
　습관 그리고 성실함의 끝은?　　　　　　　　　　　　　　　51

3. 또 다른 유형의 정상안압녹내장 환자 치료하기

　환자마다 특징이 있다　　　　　　　　　　　　　　　　　　54
　증상을 특정한 다음에는 한약을 선택한다.　　　　　　　　　56
　녹내장은 안압 만이 문제의 원인일까?　　　　　　　　　　　58

4. 치료에 실패한, 안타까움이 많이 남는 환자…

고도 근시를 예방할 수 있을까?	61
8세 어린이의 눈동자	64

5. 또 하나의 난치, 척추측만증은 무엇일까?

또 다른 어린이는 뇌성마비 5급이었다	84
공부해야 해서 치료할 시간이 없어요	86
몸의 구조에 지대한 영향을 미치는 걸음	88
내 걸음걸이가 11자로 잘 걷고 있는지를 확인하는 방법은 간단하다	90
수술했지만 통증이 심한 환자	92
바른 걸음걸이란 무엇일까?	93
뒤로 걷기	96
급성디스크 상태이거나, 허리가 굽은 분들	97
눈주변을 자극하기	102
눈이 빡빡하고 피곤할 때	103

2부 / 녹내장 치험례 논문

古方을 통한 급성 폐쇄성 녹내장의 한방치험 1례	107
고방을 통한 정상안압 녹내장의 한방치험 1례	124
정상안압녹내장환자의 치험1례	145

들어가는 말

50세가 되던 해 1월 어느 날. 녹내장이란 질병이 발생한 다음부터 벌어진 일들을 정리한 것이다. 1부는 논문에 담을 수 없었던 것을 쉽게 설명하려고 했고, 2부는 녹내장 치료 사례를 한의학회지에 발표한 3편의 논문으로 구성했다.

급성폐쇄각녹내장이란 급성질병이 발병하던 날 나의 상태와 안과에서의 치료과정, 한약을 선택하게 된 과정, 녹내장이라는 병에서 벗어나는데 걸린 10년의 세월 동안 어떤 사고의 변화들이 있었는지 그 과정에서 어떤 임상결론을 내게 되었는지에 대해서 설명하는 것이 첫번째 이야기다. 그 후에 다른 상황에서 정상안압녹내장을 앓고 있던 분들의 치료과정을 쉽게 설명하려고 했고, 녹내장 환자들을 만나서 치료하고, 실패하고 하는 과정을 통해서 얻게 된 증거들과 그것에 대한 나의 해석이나 추론을 담으려고 했다. 먼저 녹내장이란 질병에서 벗어나는 결과를 얻었다는 사실이 녹내장을 앓고 있는 다른 이들의 두려움에 조금이라도 힘이 될 수 있다면, 어쩌면 그들에게도 실명이라는 어둡고 두려운 골짜기를 벗어나는데 도

움을 줄 수도 있지 않을까? 하는 생각을 기록하는 의미가 있다.

　임상경험이 풍부한 것이 아니기 때문에 앞으로 어떤 결과들을 마주하게 될 지는 모르겠다. 열심히 치료했음에도 소득 없는 사례들도 충분히 예상됨에도 불구하고 기록으로 남기는 것은 누군가는 혹시 나와 같은 결과를 얻을 수 있기 때문이기도 하고, 현명한 젊은 임상가들이 이 질병의 분야를 적극 치료 대상으로 삼아서 의미 있는 결과들을 낼 수 있음 좋겠다는 바램도 함께 담았음을 고백한다. 의학적인 내용은 이 책 뒤편 논문 3편에 담겨있다.

1부 / 녹내장 치료 3

- 녹내장 치험례 1, 2, 3
- 고도근시
- 척추측만증

1. 녹내장이란 단어가 품고 있는 정서, 두려움

'내가 앞을 볼 수 없게 된다고?'

이런 생각이 드는 순간. 그리고 그 후로 겪게 되는 두려움은 시간이 흐른다고 적응되는 것이 아니다.

10년도 훨씬 전에 지나온 사건이지만, 급성폐쇄각녹내장이란 질병이 발병하던 날의 극렬했던 통증과, 동네 안과에 갔다가 녹내장이란 진단을 받고, 대학병원으로 전원 되어서 치료를 받아도 아무것도 나아지지 않았던 그날의 길고 긴 통증의 시간들…. 외래 담당하던 안과 레지던트가 지도교수에게 레이저로 눈동자에 구멍을 내려고 시도했지만, 두꺼워진 눈동자에 구멍이 나지 않더라고 말하던 순간. 여러 가지 처치를 했지만, 안압이 낮아지지 않는다며 녹내장 수술을 하자던 순간…. 극심한 통증보다 훨씬 두려웠던 실명의 공포는 아직도 선명하다.

'녹내장 수술이란 것이 있다는 말을 처음 듣는다. 수술 결과는 어떻게 되는가?' 라는 질문에, 레지던트의 대답은 아주 간결했다.

'수술하고 수년이 지난 후에 반드시 재발할 것이고, 그때는 반

드시 실명하게 될 것입니다. 물론, 수술을 안 한다면 수개월 내에 실명하게 될 것입니다.'

녹내장의 결과가 실명이라는 것을 지식으로 알고는 있었지만, 전문가의 입으로 '반드시 당신이 그렇게 될 것이다' 라는 선언을 듣게 될 줄은 몰랐기에 몹시 당황스러웠다. 내가 결국 실명을 하게 될거라는 선언을 듣고 즉시 어떻게 할 것인지 결정해야 하는 순간이었다. 수개월 안에 실명을 하게 될 것인지, 아님 수 년

> **급성폐쇄각녹내장**
> Acute Angle-Closure Glaucoma
> - 눈의 전방각이 좁아져서 안압이 급격히 상승하는 질환.
> - 홍채가 각막에 밀착되어 방수가 배출되는 경로를 차단하여 발생한다

후로 미룰 것인지, 이 둘 이외에 다른 선택의 여지는 없어보였다. 심각한 두통과 안통으로 혼미해진 정신과 떨리는 마음을 챙기면서 생각이란 것을 했다. 이러나저러나 실명할 것인데 그 기간을 좀 늘리는 것이 녹내장 수술이라는 것을 파악한 다음에, 내가 했던 말은 '이해했고요, 내가 한의사입니다. 난 내가 체한 것 같습니다. 체했을 때 먹는 한약을 먹어 보겠습니다'라고 하고 한의원으로 연락을 했다. 약을 보내 달라고.

2가지 약을 동시에 복용했고, 나는 격렬한 복통과 구토 설사에

오래도록 시달렸다.

이른 새벽에 시작된 두통과 안통에 이어서 복통과 구역감 그리고 구토, 설사까지 겪고 난 다음에야 두통과 안통이 사라졌고. 안 보이던 눈이 보이기 시작했다.

온몸의 힘은 여러 가지 통증과 더불어 빠져나갔고, 휘청거린다는 것이 무엇인지 경험했다.

다시 진료받기 위해서 진료실 의자에 앉았을 때 내 안압은 15가 되어있었다. 레이저로 눈동자에 구멍내는 것은 순식간에 완성되었다. 10여년이 지난 다음에 진료기록을 발급받아 보고서 알게 되었지만, 발병당시 대학병원 안과에서 기록된 내 안압은 65였다. 21까지를 정상안압이라 하니까 65란 안압은 정상 안압의 3배가 넘는, 혈압으로 치면 360정도로 올라간 거라고 비교할 만한 무시무시한 압력이었다. 녹내장 수술을 하자는 권고는 더 이상 없었고, 집으로 돌아왔다.

그 후로 3년간 매일 한약을 먹고 구토 복통 설사에 시달렸지만, 발병 첫날 시신경이 손상된 것 외에는 더 이상 시신경 손상은 발생하지 않았다. 시신경 손상을 확인할 수 있는 OCT 사진을 보면 급성폐쇄각녹내장이 발생했던 왼쪽 눈과 정상이었던 오른쪽 눈이 완전히 다르고, 발병했던 왼쪽 눈은 그 후 10년의 세월이 흘렀어도 시신경에 큰 변화가 없음을 확인할 수 있다.

그렇다고 나의 왼쪽 눈이 완전히 무사한 것은 아니다. 피곤하다고 느끼게 되는 것은 언제나 왼쪽 눈이 불편해지는 것으로 시작한다. 아프거나 안보이거나 하는 것이 아니라 급성폐쇄각녹내장이 발생했던 눈이 무엇인가 편치 않아진다. 그럼 하던 일을 중지한다. 대체로 책을 읽을 때 발생하는 증상이라서 독서와는 거리가 점점 멀어지는 중이고, 왠만하면 듣기를 택하게 된다. 문자중독이 있는 나로서는 아주 섭섭한 일이지만, 노안이기도 하기 때문에 대놓고 책 읽기를 포기하고 산다.

안과 선생님께서 2011년과 2020년에 찍은 OCT 사진이 차이나는 것은 기계가 서로 달라서 차이가 보이는 것이라고 설명해주시

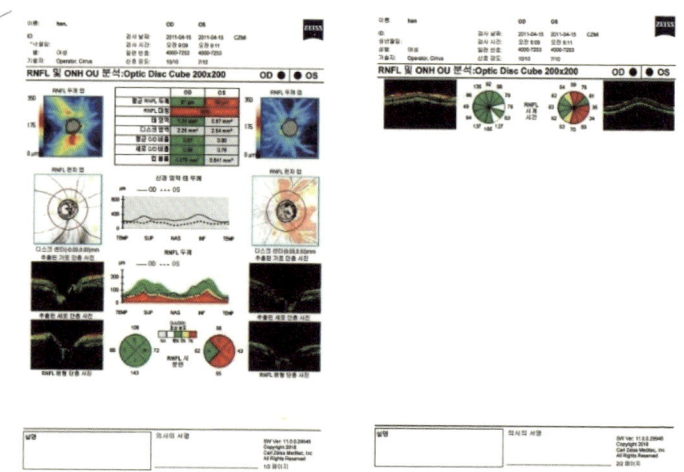

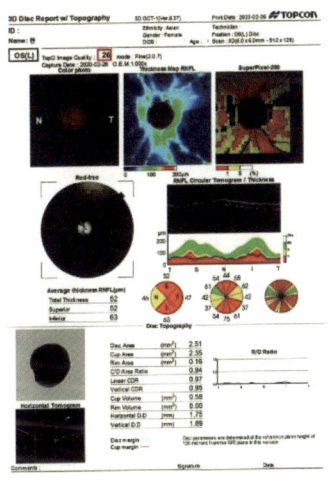

면서 산이 2개 연결된 것처럼 보이는 그림에서 초록색 산 영역에 선이 있으면 시신경이 안전하다는 뜻이고, 붉은 산 영역에 있으면 시신경이 손상된 것이라고 설명해 주셨다. 직관적으로 이해 할 수 있는 설명이었다. OCT사진에 대해서 더 많이 해석할 수 있다고 해서 달라질 것은 없다. 이 책 뒤편에 실린 논문에 상세하게 설명해 두었으니 그것을 보면 어렵더라도 이해가 될 것이다. 여기서는 그냥 상식선에서 이해할 정도면 족할 것이다.

안과 질환에 소화불량 치료하는 한약을 복용했다고?

발병하던 날은 1월초였고, 이른 새벽에 늘 하던 대로 냉장고에서 차가운 우유 한 잔을 꺼내 마셨고, 책상 앞에 앉아서 일상을 시작한 1시간쯤 후에 왼쪽 눈의 통증이 시작되었다. 눈의 통증과 두통은 점점 심해졌다. 날이 밝기를 기다려 안과에 갔더니 급성폐쇄각녹내장이라 진단을 내렸다. 링거만니톨Mannitol 삼투압 효과를 이용해 안구내 액체의 양을 감소시키고 안압을 낮춘다. 정맥주사로 투여된다도 맞고, 눈에 안약도 점안했지만 통증은 하나도 줄지 않았다. 안과 선생님은 대학병원으로 가라고 진료의뢰서를 써 주셨다. 대학병원 안과에서도 다시 한 컵 가득 마시는 약을 주었는데 매우 달았던 기억이 있다. 여러가지 검사를 했고, 치료를 시도했지만, 상태는 좋아지지 않았고, 한참이 지난 다음에 녹내장 수술을 하자고 권고 받았다. 그 결과도 결국은 실명할 것이라는 참으로 두려운 말을 들려주었기에 내가 한의사로서 선택할 수 있었던 것은 먼저 한약을 먹어보는 것이었다. 내 나름의 진단에 따라서.

그후로 3년간 고안압 녹내장이 발생했던 날 복용하고 안압을 정상으로 되돌려주었던 2가지 한약을 비롯해서 여러가지 한약을 매일 복용했다. 처음에 딱 1번 먹고 모든 통증과 앞이 보이지 않던 증상들이 싹 다 없어지고 정상 안압인 15로 떨어졌기 때문에 다른 것은 생각해보지도 않았다. 심지어 녹내장은 그리 멀지 않은 날 다 나을 수 있다고 생각했다.

아마 그때 내가 상정했던 치료기간은 3-4달 정도였을 것이다. 발병 첫날 극적인 경험이 환상을 심어 주기도 했을 것이고, 한의사가 된 지 10년정도 지나던 시점이라서 한약의 매력에 점점 빠져들고 있었기에 그런 과대망상이 가능했을 것이다.

일주일에 한 번, 한 달에 한 번, 세 달에 한 번, 육개월에 한 번으로 검진 간격이 길어지긴 했지만. 안압은 안약을 아침 저녁으로 점안하면서도 18정도에서 머물러 있었다. 주치의는 정상 안압 범위이긴 하지만 비교적 높은 안압이니, 백내장 수술을 하자고 제안하셨다. 나에게 약간의 백내장이 진행되고 있으니 수술을 하면 안압이 낮아질 수 있다고 하셨다. 백내장 수술을 해서 수정체의 크기를 줄이는 것에 동의해서 안압 낮추는 것을 시도했지만, 안압에 큰 변화는 없었다

조기치료가 가능 할 거라는 확신에서 점점 자신이 없어지면서 '어쩜 평생 한약을 먹어야 할지도 모르겠는 걸…' 까지 가는데 걸린 시간도 제법 길었다.

한약을 복용하면서 매일 밤 복통으로 자다 일어나 여러 번 설사하고 다시 죽은 듯이 잠을 자고, 출근해서 일하고… 이렇게 반복되는 일상 속에서 내가 복용하는 약은 처음에 복용했던 약과는 다른 것들이었지만, 복통과 설사는 반복되었다.

이름이 거창하게 달린 질병을 한약으로 치료할 때 복통과 잦은 설사는 치료 초기에 당연한 부작용이라는 것을 깨닫는 것도 시간이 아주 많이 걸렸다.

치료가 되어가면서 복통이 줄다가 없어지고, 잦은 설사에서 여러 번의 배변 정도로 완화되는 것도 제법 긴 시간이 걸렸다. 치료

초기에는 이러다 치질이 생기겠다 싶을 만큼 힘들었다.

자다가 깨던 것도 언제부터인가 없어졌고 한번 잠들면 일어나는 시간에 일어나는 일상으로 되돌아갔다.

불안, 그리고 위로

3년을 지날 즈음에, 슬며시 불안이 찾아왔다.

'3년이나 한약을 먹고 있는데 번번이 복통 설사를 하고 있고, 안압은 18정도에서 떨어지지 않고, 뭔가 다른 문제가 있는 것 아닐까?' 문제로 떠올릴 수 있는 것은 '혹시 암?' 이런 불안도 파고들었다. 암의 처음 증상이 체중이 줄어드는 것이지만. 나로서는 복통 설사가 반복되는 중이라서 체중이 주는 것은 당연한 것이라는 것을 알면서도 이런 터무니없는 불안을 떨쳐내지 못했다.

불안을 안고 살던 어느 날, 아주 오랜만에 내원한 오랜 단골이지만 띄엄띄엄 내원하는 환자 한 분이 "어머! 원장님 피부가 왜 이렇게 좋아지셨어요? 좋은 일 있으셨어요?"라며 말을 건네었다. 이 말이 이상하게도 크게 위로로 다가왔다. '아! 내가 먹고 있는 약이 잘못된 방향은 아닌가 보다. 그러니 겉으로 드러나는 내 혈색이 좋아 보이는 것이겠지.'

녹내장을 한약으로 치료한다는 개념도 없었고, 안압을 낮추는 안약으로도 안압은 낮아지지 않고 18정도를 유지하는 상황이 3년이나 계속되던 상황에서 겪던 불안이 누군가의 한마디로 치료 가능성이 있는 것으로 확 기울어지는 경험을 한 날이었다. 내가 듣고 싶었던 말이었을 것이다. '니가 지금 가고 있는 길이 맞는거야. 계속 가봐…' 이런 격려처럼 들린 말이었다.

당시에는 임상경력 10년을 넘기고 있었지만, 한약으로 치료하는 것에 대해서 많이 알지 못하고 있었다. 내가 주로 임상에서 하고 있던 진료방식은 '현가수기치료법' 이라는, 흔히 '추나기법'이라 불리는 사람 몸의 구조가 비틀어진 것을 정상 회복하는 것을 목표로 하는 치료였다. 근골격계에 관련된 한약만 잘 알고 있으면 되는 임상 분야였다. 작게는 근골격계 통증에서 크게는 척추측만증을 치료하는 것에 나의 주된 관심사가 있었기 때문에 지병이 된 녹내장을 한약으로 다스리면서 왜 이런 약들이 고안압으로 가지 않고 안압을 안정적으로 유지하도록 하는지 이해되지 않았다. 10년의 세월이 걸린 이유였다.

주변의 다른 녹내장환자들이 말해줬다

내가 녹내장 환자가 되었다는 소문이 퍼지자, 이미 녹내장으로 실명한 분들의 이야기를 들을 수 있었다. 같은 교회에 다니는 분이 20대 후반에 1년 정도의 시차를 두고 양쪽 눈을 다 실명했다는데, 그 분의 이야기를 들을 수 있었다. 아니 내가 질문을 할 수 있게 되었다.

어쩌다 실명을 하게 되었는지 물어보니 그 분의 실명 원인도 녹내장이었다.

"혹시 녹내장이 발생했을 때 소화가 잘 안되었나요?"

그 분의 대답은 "그 때 소화가 유난히 안되었었는데, 지금은 소화가 잘 됩니다."였다. 자신이 녹내장을 앓을 때 처음으로 레이저로 눈동자에 구멍을 뚫는 방법이 시도되었는데, 여러 번 뚫었지만 다 막혀서 실명했다는 이야기도 해주었다. 내 눈에는 발병 첫날 레이저로 구멍 낸 것이 그냥 존재하고 있다고 안과 선생님이 알려주셨다. 직장의 위치가 바뀌어서 안과병원을 바꾸어야 했을 때 병력을 길게 말씀드렸고, 그때 내 눈을 꼼꼼하게 봐주신 선생님께서 지나가는 말처럼 해 주신 이야기였다. 발병했던 그날 이후로 나의 눈은 안압이 다시 높아져서 '레이저로 낸 구멍을 막지 않았구나' 하는 사실을 시간차를 두고 알게 된 것이다. '아무개가 녹내장으로 실명했다'더라고 위로 차 내게 소식을 전해주던 분들그 분들은 나름의 위로였을 것이다. '너 혼자 녹내장으로 고통받는게 아니야 라는…에게 거꾸로 같은 질문을 건너건너 했었다. "그때 소화가 안되었었나요?" 대부분 그

랬었다고 대답해주었다. 정식으로 인터뷰를 한 것이 아니라서 구체적인 질문은 아니었지만, 나의 경우와 같이 녹내장 발병 당시 소화가 안되고 있었다는 사실 정도는 확인할 수 있었다. 그 대답들 덕분에 나름의 치료 정당성을 갖추었다고 생각하고 소화기 계통의 치료를 계속 해야겠다고 결정했다. 그리고 그런 방향으로 한약을 처방해서 복용했다. 소화기에 문제가 있었던 것도 맞지만, 나의 소화기 문제는 사실 호흡의 문제에서 시작된 것이라는 것도 아주 긴 시간이 지난 다음에야 알게 된 사실이었다.

식체, 녹내장 그리고 질문

발병 당시 2km 정도 거리를 걷거나 자전거로 출퇴근을 하고 있었고, 전문가용이라고 하는 3kg 이상 되는 훌라후프를 거의 매일 30분 정도 돌리는 운동을 하고 있었기 때문인지, 소화가 안 된다는 느낌조차 없었다. 녹내장이 발병하던 날 심한 두통과 안통 사이로 배가 불편하다는 느낌이 있었다. 그런 상태를 우리는 '체했다'고 표현을 하고, 우유는 소화에 문제를 일으키는 음식이라는 것을 알면서도 그 맛 때문에 마시는 것을 계속하고 있었기에 체한 것일 수 있겠다는 생각을 했다. 음식 먹고 체했을 때 사용하는 첩약은 OOO였다. 그리고 알약 4알도 함께 복용했다. 몸에서 보이는 증상이 이것인지 저것인지 불분명할 때 한번 싹 쓸어 내린다는 생각으로 처방하는 아주 날카로운 효능을 보이는 약이었다.

규칙적인 운동을 하고 있었고 소화도 문제가 된 적이 없었기 때문에 우유 한 잔으로 체한 것이 급성폐쇄각녹내장을 일으켰다는 것은 대단히 말이 안 되는 조합으로 보였다.

그러나 그날 나는, 체했다고 생각하고 한약을 복용했다. 그 결과 65였던 안압이 15로 떨어진 것이 사실이다. 녹내장과 식체 사이의 연관성? 뜻밖의 놀라운 결과를 보인 것을 놓고 이러니 저러니 따지는 것은 무의미했다. 임상결과가 그러하니 그냥 인정하고, '그런데 왜 그렇게 되었는데?'라는 질문을 하면서 그 둘 사이의 관계를 따져보는 일이 임상의가 해야 하는 숙제가 아니겠는가.

환자이면서 동시에 치료하는 치료자인 임상의로서 해결해야 할 과제는 아주 많았다.

소화가 안되었던 적이 기억에 없을 정도체해서 소화제를 먹는다던 가, 변비가 있었다던 가에 관련된 기억이 없다인데, 냉장고에서 꺼낸 우유 한잔에 체했다고 안압이 65까지 올라간다는 것이 말이 되는 것인가? 이것이 첫번째 질문이었다.

녹내장이 발병하기 1년 전, 자궁근종이 커서 복부를 절개하고 자궁을 전절제 하는 수술을 했었다. 수술 전후로 복용해야 하는 한약은 잘 챙겨 먹었다고 생각하고 있었는데, 진단과정에서 발견된 것은 말랑하고 따뜻해야 하는 복부가 단단하고 차갑고 누워있어도 배가 볼록하게 튀어나와 있다는 것이었다. 갈비뼈보다 높은 복부는 정상이 아니다. 실질장기가 아니라 비어 있는, 음식물들이 지나가는 통로이기 때문에 음식을 방금 먹은 것이 아니라면 배는 갈비뼈가 단단하게 버티고 있는 흉부에 비해서 낮은 것이 자연스러운 것이다. 그런데 그렇지 않았다.

수술로 인해서 장들이 유착을 일으킨 것일까? 한약을 충분하게 먹지 않은 것이었을까?

질문은 또 다른 질문을 불렀고. 그렇게 두드러지는 문제들을 해결하기 위해서 한약을 사용하기 시작했다. 차갑고 단단하고 부풀어 올랐던 배는 치료기간이 길어질수록 꺼지기 시작하게 부드러워졌다. 그리고 가장 마지막에 따뜻해졌다.

한약을 성실하게 복용한 것은 아니었다.

먹다가 잠시 중지하고 좀 있다 복용하자. 이렇게 잠간 놓았던 치료는 2-3달이 훌쩍 지나기도 했었고 매일 3번 복용해야 하는데 1번만 복용하고 지나가는 날도 많았다.

실명할 수도 있다는 위협이 사라지자 생긴 태만이었다. 그 대가는 10년의 세월이 걸려서 치료한 것으로 치루었다.

'실명할거야'라는 진단에서부터 '곧 낫게 될 거야'라는 망상을 거쳐서, 3년이 지날 즈음에 나 혼자 내린 잠정적인 결론은 '실명하지는 않겠구나.'였다. 그런데 '평생 한약을 먹어야 하는 것일까?'라는 질문에 도달할 때까지 체중이 감소했다. 통통을 넘어서 뚱뚱한 정도의 체중에서 가끔은 '날씬한데' 라는 말을 듣게 될 정도로 체중이 감소했다. 대략 10kg 정도. 소위 '살 빼는 약' 이런 거 복용한 것이 아니었다. 몸에 보이는 문제들을 치료하다 보니 생긴 부작용이었다.

그 후로 체중은 더 늘지 않고 있다. 이 과정을 겪으면서 '과체중은 질병이야.' 라는 인식을 갖게 되었다. 체중을 줄이려고 애쓰지 말고, 몸이 갖고 있는 문제를 치료하다 보면 체중은 저절로 감소

뱃살은 비만 탓？

누워있을 때 흉부보다 복부가 높은 것을 살찐 것이라고 생각하는 환자들이 생각보다 많다.

살 찐 것이라면 뱃살은 누우면 옆구리로 흘러내린다. 아무리 살이 많이 쪘어도 볼록하게 올라오지 않는다. 중력을 이기는 것은 뱃속에 뭔가 버티는 것이 있다는 것이고, 대부분은 복부의 염증 때문에 가스가 차 있는 것이고. 치료해야 하는 것이다.

누워도 볼록하게 올라오는 복부는 위산 역류를 일으키기도 하고. 호흡에 문제를 일으키기도 하고 췌장을 압박하기도 한다. 참 많은 질병의 방아쇠 역할을 한다.

되는 것이고, 다시 살찌는 방향으로 몸이 바뀐다면 대사과정에 문제가 생긴 것이니 적극적으로 문제를 찾아서 치료해야 하는 것이라고 생각하는 중이다.

운동은 정말 사람을 건강하게 만드는 것일까?

나의 녹내장 발병은 1년여 전에 있었던 복부절개와 그 후유증인 장의 유착이 해결되지 않은 상태가 한 원인이었겠다는 결론을 내렸다. 그 다음에 생각하기 시작한 것은 '그렇게 차갑고 단단한 복부는 왜 최소한 1년 넘게 소화에 문제를 일으키지 않고 있었을까?'라는 질문이었다. 그 대답은 운동에서 찾았다.

소화기는 이미 상당 부분 기능을 제대로 못하고 있었는데, 꾸준하게 최소한 하루에 1시간쯤은 유산소 운동을 하는 습관 때문에 남은 기능이 최대치의 역할을 했던 것이 아닐까?

그래서 건강을 유지하는 것처럼 느껴지고 있었던 것은 아니었을까? 소화시키는 기능에 결정적인 문제가 생겼을 때, 내 몸에서 가장 약한 고리였던 눈에 타격을 가했던 것은 아니었을까?

눈이 약한 고리라고 생각하게 된 것은 주치의께서 "혹시 다른 가족은 눈에 문제없나요?"라고 질문을 했던 것 때문이다. "없는데요. 무슨 문제가 있나요?" "아! 당신은 눈물이 나가는 통로가 일반인들 보다 좁아요. 이것은 유전적인 요인인데, 그러면 다른 가족들도 문제가 있을 수 있어서 물었어요"라고 설명해주어서 알았다. 나의 약한 고리가 눈물이 통과하는 통로에 있었다는 것을. 형제 중에 누구도 눈에 문제가 없었다. 안경을 착용하는 사람도 없다. 내가 난시 때문에 학교 다닐 때 안경을 사용했던 것 외엔 없었다.

 물꼬가 막힌 곳 위로 범람하듯이 그렇게 위에서 생긴 정체가 상체 전반에 압박을 가했던 것은 아니었을까? 그때 혈압을 잰 것이 아니어서 안압만 수치로 남아있지만, 혈압도 제법 높게 나왔을 것 같다. 심각했던 두통은 그때 고혈압이었다는 증거가 아니었을까? … 질문은 또 다른 질문을 불렀고, 그 질문들에 대한 대답을 스스로 찾아야 했다.
 운동은 건강한 상태에서 하게 되면 건강을 유지해주지만, 건강하지 않은 상태에서 운동을 하면 건강을 유지해주는 듯도 하지만, 결국에는 병으로 드러날 수밖에 없는 것이란 결론을 나름대로 내렸다. 아프면 치료 받아야 하는 것이지 운동으로 건강해질 수 있다고 생각하는 것은 착각이다. 그리고 임상 과정에서 절대로 운동하면 안되는 사람들이 있다는 것도 제법 경험하기도 했다. 나는 소화기에 병이 생겨서 기능을 많이 잃었는데도 운동으로 버티다가 결국 고안압 녹내장으로 병이 나버리고 만 것이라고 결론을 내고, 그런 생각도 해봤다.

내가 유산소 운동을 열심히 하지 않았더라면, 자주 체하는 정도로 그래서 그 체한 것을 치료하는 과정에서 몸에 무리가 가지 않아서 녹내장이란 병까지는 안 갈 수도 있지 않았을까? 그냥 나의 추측일 뿐이다. "골골 80"이라는 속담이 그래서 생긴 것일까? 질문은 계속 질문을 불렀고, 이러한 질문들은 나의 진료실에서 다른 환자들을 진료할 때 조금 더 꼼꼼하게 관찰하는 습관을 만드는 중이다.

병명이 없으면 병이 아닐까?

일단 우리가 아는 병이름을 달고 나타나면 치료는 어렵고 긴 시간이 걸린다.

내 실력이 모자란 것이 가장 큰 원인이었겠지만, 녹내장 완치라는 진단을 받기까지 거의 10년이 걸렸다. 한약에 녹내장 치료약이란 것은 없지만, 내 몸에 발생한 문제를 모르고 있다가 녹내장 때문에 꼼꼼하게 점검하게 되고, 문제가 되는 것을 하나씩 치료해가는 과정에서 조금 더 건강해지는 것을 확인하면서 제법 많은 곳이 고장이 났었다는 것을 거꾸로 알게 되었다.

그런데 고장 난 부분들에 대해서 딱히 병명을 붙일 수 없었다. 그냥 증상들이 있었고 그 증상들을 불편하게 느끼거나 아픈 것으로 인정할 만 했지만, 치료받을 만큼 아픈 것은 아니었다. 한의학에서는 未病症 상태라고 부른다. 운동에 대해서, 나의 몸상태에 대해서 생각하고 진단하고 치료하고, 또 이상한 부분을 추측하고… 그런 과정을 통해서 내리게 된 내 나름의 결론은 '운동은 병을 치료해주는 것이 아닌 모양이다. 운동이 정상으로 기능하는 부분을 극대화시켜서 정상인 것처럼 견디게 하지만, 결국 병을 치료해야 아프지 않게 되는 것이겠다' 였다.

나는 운동을 과할 정도로 열심히 하는 사람은 아니었지만, 주 6일 정도는 유산소운동을 60분 정도는 꼭 하는 생활습관이 있다. 그래서 '소화불량과 같은 가벼운 병은 피할 수 있었지만, 운동으로 견디는 것을 더 이상 할 수 없는 상태가 되자 급성폐쇄각녹내장으로 폭발한 것이 아니었을까?'라고 생각하고 있다. 나의 사례에서 이 추론은 아마도 합당한 것일 듯 싶다.

이러한 추론 과정 속에서 한약으로 나의 병명이었던 급성폐쇄각녹내장이 치료되었으니 타당한 결론일 것이다. 어떤 큰 사건은 한 가지 원인으로 발생한다고 생각하지 않는다. 그날 아침 찬 우유 한 잔을 마시지 않아서 그날 발병을 피할 수 있었더라도, 은근한 고안압으로 시야를 잃다가 뒤늦게 녹내장이 진행되고 있음을 발견했을 가능성도 있었다고 생각했다. 이런 생각에 이르러서는 대단히 두려웠다. 시야를 많이 잃을 뻔 했구나.… 차라리 그날 폭발하고 체했다는 생각을 할 수 있었던 것이 대단한 행운이었다며 주어진 행운에 깊은 감사를 했고, 지금도 감사하는 일이다. 그리고 어쩌면 다른 음식을 먹고 문제를 일으켜서 그리 멀지 않은 날 다른 이유로 녹내장이 폭발했을 가능성도 있었을 것이라고 생각한다. 그때는 어떤 선택과 결정을 했었을까? 만약 내가 녹내장 수술의 결과가 시차를 둔 실명이라는 설명을 듣지 못하고 수술을 선택했더라면…. 다 아득한 생각들이다.

한의사였기 때문에 아주 위중한 순간 한약으로 급성폐쇄각녹내장을 치료 할 행운을 얻었다. 그날 녹내장 수술을 하자는 수련의의 말을 듣고 한약을 먹어보겠다고 선택을 했던 것이 기적 같은 순간이었다고 두고 두고 생각한다. 또한 나의 눈을 실명에서 구출해 낸 동력이 내가 한의사였던 것도 포함되기 때문에 깊이 감사하며 살고 있다.

운동이 독인 경우가 있다.

침대 밖으로 나오려 하지 않는 고3이 내원했다. 왜 이러는지 정말 모르겠다는 엄마와 함께 내원한 것이었다. 혈압을 재어보았다. 현가한의원에서는 혈압을 두 번 잰다.

먼저 안정기 혈압을 재고 운동을 좀 시킨 다음에 한 번 더 잰다.

정상인은 안정기 혈압보다 운동을 좀 한 다음 혈압이 높다. 대부분의 사람들이 그렇다.

이 고3은 운동 후 혈압이 떨어졌는데 그 낙차가 컸다. 게다가 운동하는 계열로 대학을 준비하고 있어서 매일 고된 훈련을 받는 중이었다. 그러니 이 고3은 운동을 하고 나면 혈압이 뚝 떨어져서 일어날 수가 없었던 것이었다. 그런데 아이 엄마는 아이가 우울증이라고 생각하고 정신과에 가서 우울증약을 처방 받아서 복용시킨지 일주일 정도 되었다는 것이다.

그래서 설명해줬다. 혈압이 운동 후에 어떻게 변하는 지, 수축기와 이완기 혈압이 이렇게까지 떨어지는데 아이가 일어날 힘이 있겠냐고 물었다. 혈압 변화에 놀란 고3 엄마는 자녀에게 운동을 그만두라는 권고를 하게 되었다

보약을 지어주세요

가끔 보약을 지어 달라고 오는 분들 가운데 운동 후에 혈압이 떨어지는 분들이 있다. 죽을 것 같이 힘드는데 특별히 아픈 곳은 하나도 없다고 말하는 것이 주된 특징이다. 이런 사람들에게는 역전된 혈압을 정상으로 되돌려 놓는 약이 보약이다. 이런 환자들이 종종 내원하고 있다. 그들은 탈진 상태이고 극도의 스트레스와 과

로에 시달리고 있는 중이다. 겉으로 드러나는 병이 없기 때문에 정상이라고 생각하고 견디지만, 정상이 아니다.

운동 후 혈압이 떨어지는 분에게 2가지 혈압을 놓고 설명을 시작하면 정말 거의 대부분이 '그러면 어떤 운동을 해야 건강해질까요?'라고 반문한다. 나의 대답은 이렇다.

"이런 혈압 상태에서 운동하고 밥도 제대로 안 먹고 잠자면 그냥 조용히 가는 수가 있어요. 절대로 운동은 꿈도 꾸지 마시고, 제가 처방해 드린 약을 열심히 드시면서 딩굴딩굴 하러 태어난 사람처럼 놀고 먹고 잠자기를 추천합니다. 그리고 몸이 건강해지면 그때 일단 식후에 15분씩 걷는 것을 추천합니다."

저혈압은 좋은 것일까?

혈압은 우리 몸이 안정적으로 활동하는 기반이 되는 것이다. 환자들에게 예를 들어서 이렇게 설명한다.

"혈압은 우리가 사용하는 전기의 전압과 같아요. 220볼트로 집에 공급되기 때문에 가정에서 사용하는 가전제품들은 다 220볼트에 맞게 설계되어 있습니다. 만약 전압에 문제가 생겨서 150

볼트나 120 볼트로 들어오다가 다시 220볼트로 들어오고 하는 방식으로 전기가 공급되면 전자제품들은 작동하지 않고 망가지게 되거나, 작동하더라도 결국은 그 전자기계가 제대로 작동하지 않게 될거예요. 혈압이 일정하게 유지되는 것은 우리가 살아가는 가장 중요한 조건 가운데 하나예요. 그런데 혈압이 갑자기 낮아지면 우리 몸에서 어떤 일이 일어날까요?

혈압이 갑자기 낮아지면 그래서 혈액을 충분히 공급해주지 않으면 그 부분이 뇌라면 치명적인 뇌경색이 발생하게 되는 것이고, 심장이면 심장이 기능을 못하게 되겠지요? 그러니 혈압이 120/80을 유지하는 것은 중요한 기본값입니다. 노폐물을 걸러 줘야하는 신장에서는 어떤 일이 일어날까요?:

이렇게 설명 하면 대부분은 "혈압은 낮으면 그냥 좋은 것인줄 알았습니다"라는 답이 온다.

고혈압의 위험에 대해서는 충분히 알려진 것 같지만, 우리가 간과하는 것 가운데 하나가 저혈압이 아닌가 싶다. 늘 저혈압인 사람은 그에 맞추어 생활하는 것이 익숙해져 있겠지만, 보통 정상이라고 알려진 혈압을 유지하고 살다가 어떤 이유로 갑자기 혈압이 낮아졌을 때 어떤 문제가 발생할 수 있을까? 저혈압을 문제 삼아서 혈압을 올리는 약이 있다는 소리는 들어본 적이 없다. 한약에는 있다. 너무 낮은 혈압을 올리는 약. 이완기 혈압이 60이하 일 때는 반드시 60 이상으로 올려 놓아야 한다. 운동 후에 혈압이 도리어 떨어지는 것을 치료하는 약도 있다. 혈압 차이도 중요하다. 혈압 차이는 40정도 되어야 신장에서 소변을 걸러서 내보내는 당연한 일상이 가능해지게 된다. 혈압 차이에 문제가 생기면 붓게 된다. 자고 일어나서 붓는 것도, 내내 부어있는 것도…. 물론 다른 원인도 있지만, 부종이 확인되면 제일 먼저 혈압차를 확인해보고 룰아웃을 해 나가며 진단한다.

낮은 혈압인 사람들 가운데 정상안압녹내장이 발생한다는 논문들이 있다.

평소에 120/80이 안되는데 잘잘 때 혈압이 더 떨어지게 되는 상황이 반복되면서 시신경에 혈액공급이 제대로 안되어 시신경 손상이 진행된다는 연구내용이다.

운동을 아주 열심히 하는 사람들은 안 아플까?

가끔 아주 탄탄한 근육질과 날렵하고 균형 잡힌 몸을 갖은 사람들이 내원 할 때가 있다.

물어보면 마라톤 풀코스를 뛰는 것이 인생의 즐거움이고, 테니스를 치면 여러 시간 치고 수영도 즐기고… 다양한 운동을 즐기는 사람들인데 그들도 요통과 발목 통증 이런 것으로 내원한다. 발목 염좌 정도는 일주일 안에 치료가 되어야 하는데, 운동에 중독되었다고 생각되는 분들은 치료가 잘 안 된다. 엑스레이 사진으로 척추 전체를 살펴봐도 거의 측만증이 보이지 않는다고 생각 할 정도의 휘어짐인데 본인은 대단히 아프고 불편하다고 한다. 운동 한 다음에 특히 아프다고 한다. 이런 분들을 여러번 겪고 나서 운동이 취미인 분들이 아프다고 오면 이렇게 말해준다.

"운동을 너무 열심히 해서 아픈 거예요. 운동하기 전에 이미 이러 저러한 문제가 있었는데, 그래서 진작에 아팠어야 했는데 운동을 열심히 해서 만들어진 튼튼한 근육이 버텨주어서 안 아프다가 더 이상 몸이 견딜 수 없어서 통증이 생긴 것인데, 이거 쉽지 않아요. 오래 걸릴거예요. 일찍 치료를 끝내는 방법은 마라톤을 풀코스로 뛰지 않고 하프마라톤 정도만 뛰는 거예요. 그러면 마라톤 끝나고 여기 저기 아파서 치료받지 않아도 될 거예요."

물론 그들은 절대로 그 말을 듣지 않는다. 운동에 중독된 분들이 통증으로 치료 받으러 오면 치료 기간은 보통의 사람들보다 3배 정도 더 걸린다. 운동으로 버틸 만큼 버티다 치료 받으러 온 것이라서 그렇다고 말해준다. 물론 환자들은 잘 동의하지 않고 계속 운동한다. 인생이란 것이 그렇게 논리적인 것이 아니기 때문에 내가 해줄 수 있는 것은, 덜 아프게 해주는 것 외엔 없다. 임상초기에는 열심히 설득하려고 해봤지만, 지금은 한번 설명해주고 만다. 아파도 좋을 만큼 운동이 좋다는데 그 행복을 버리라고 하는 것은 월권이다.

운동을 안 하는 것도 문제이지만, 하지 말아야 하는 사람들이 너무 열심히 하는 것도 문제다.

좋은 습관으로 운동을 주 6회 하라고 권고하지만, 아프면 치료가 먼저라고 같이 말해준다. 그러나 환자들은 특히 열심히 운동하는 환자들은 이런 권고가 안 들리는 것이리라.

급성폐쇄각녹내장이 발병한 후 치료하는 과정에서 운동이 문제가 되었다는 의심을 시작하면서 보이지 않던 것들이 보이게 된 것들이었다. 열심히 운동하는 것, 몸을 극한으로 사용한다는 것이 의미하는 것이 건강을 의미하는 것이 아님을 이해했고, 운동선수 출신들이 아플 수 밖에 없는 것임을 이해하게 된 것이다.

2. 한약으로 녹내장을 치료하는 것은 눈을 치료하는 것은 아니지만, 녹내장은 진행을 멈추더라.

두 번째 녹내장 치험례를 보고하게 한 환자는 특별했다. 직업은 한의사였고, 본인은 한 쪽은 정상이고 다른 한 쪽은 절반 정도 시야를 잃은 것 같다고 생각하고 있었는데, 왼쪽 눈은 58% 남았고 오른쪽 눈은 20% 정도 남아있다고 진단받았다고 했다. 안약을 처방받아서 점안하다가 눈이 너무 따갑고 아파서 점안을 못하고 있다며 내원했다. 175cm, 61kg, 50대 초반 날렵한 환자였다. 병명은 정상안압녹내장.

정상안압녹내장의 경우 환자 자신이 녹내장이라는 것을 알아차리기가 어렵다고 한다. 통증이나 특이한 증상이 있는 것이 아니라 조금씩 시야가 줄어드는 것이라서 적응하고 살다가, 이 환자처럼 상당히 시야를 잃고나서 이상하다고 느끼고 안과에 갔다가 이미 상당부분 시야를 잃은 녹내장환자로 확인 되거나, 자신이 녹내장환자라는 것을 모르고 있다가 라섹수술을 하려고 검사하다가 알게 되거나, 정밀 건강검진을 하다가 우연히 알게되는 비율이 높은편이라고 한다.

이 경우도 그러했다.

2017년에 눈이 이상한 것 같아서 이웃에 있는 안과에 갔었는데 별다른 말이 없었고, 안약을 처방해주어서 사용했는데, 계속 눈이 이상해서 1년이 지난 다음에 좀 더 큰 다른 안과에 갔더니 녹내장이라고 진단을 내려줬다고 했다. 그래서 처음 안과에 가보았더니 녹내장의증이라고 진단했었는데 자신에게는 설명을 해주지 않아서 전혀 몰랐다고 했다. 눈에 이상을 느끼고 안과에 간지 1년이 더 지난 2018년에 녹내장인 것을 확인하게 된 것이었다. 그때 안압은 15mmHg, 14mmHg 였다고했다. 안약으로 적절한 치료가 되지 못해서 시야는 계속 줄어들고 있는 상태였다. 녹내장의증으로 진단한 1년 전에는 시야를 얼마나 잃고 있었는지 확인할 방법은 없다. 1년후 녹내장 진단을 받았을 때부터 진행된 시신경파괴 정도를 OCT사진 자료로 확인이 가능한 상태였다.

처음 내원하던 날, 진료를 하다 보니 환자는 양말에 덧버선까지 신고 있었다. 춥다는 것이었다. 실제로 손과 발의 체온은 35도로 낮았다. 무엇보다 호흡수가 말이 안되었다. 1분에 4번 정도 숨을 쉬고 있었다. 내가 뭔가 잘못 세었나 싶어서 여러 번 재어봤는데 1분에 5번을 넘지 않고 있었다.

그래서 질문을 했다. "호흡수가 정상에서 많이 벗어나는데요. 뭐죠?" 대답은 놀라웠다.

고3때부터 요가를 시작했는데, 요가에서 호흡하는 법을 배웠다고 했다. 호흡은 화장지 한 장을 코 위에 올려놓고 숨을 쉴 때 그 화장지가 움직이지 않도록 천천히 숨을 쉬는 것이 훈련과정이라는 것이다. 내쉬는 숨을 아주 천천히 내뱉는 훈련을 30년 했다고 했다. 그 결과 내원했을 때 호흡을 재어보니 1회 호흡에서 들숨 6초2, 날숨 9초40였다. 1회 호흡에 걸리는 시간이 15초42였다.

고3때 시작한 요가를 30년이나 하고 있는 그 성실함도 놀라웠지만, 그 결과는 더더욱 놀라웠다. 건강해진 것이 아니라 봄날에 발이 시려서 양말에 두꺼운 버선까지 신어야 했고, 정상안압 녹내장이 진행되어 시야를 상당 부분 잃고 있는 중이었고, 혈압은 오른쪽 132/97 맥박수 52, 왼쪽 149/99 맥박수 51. 고혈압이 되어있었다. 고혈압인데 맥박수가 50정도인 사람은 본 기억이 없다. 고혈압이면 대체로 맥박수도 항진되어 있다. 혈압과 맥박수의 관계에 대해서 아는 바가 많지 않지만, 서로 상반된 숫자는 문제가 여기에 있다는 것을 의미하는 것이라고 판단했다. 요가 스승은 1분에 3회 정도 호흡을 하고 있는데 건강하다고 했는데, 글쎄…. 그 분은 소설에 나오는 전설이 아니었을까?

평범한 사람에 속하는 것이 분명한 내 환자는 호흡 횟수를 줄이는 훈련을 하다가 심각한 병을 얻은 것이 분명했다. 녹내장과 고혈압. 그리고 병은 아니지만 손발이 시려서 양말과 장갑을 4월에도 두껍게 사용해야하는 상황이 되었음에도, 자신의 문제를 파악하지 못하고 있었다. 사람들의 맥박수는 대략 65회 정도인데, 51회 52회 정도로 혈압기에서 잡히니 정상 범위에서 훨씬 부족한 맥박수 결과로 손발이 시린 것은 당연한 것이다. 혈액이 순환하는 속도가 1/5정도 부족하니 손발의 체온이 떨어지고, 시린 것도 당연한 것 아니겠는가.

치료의 시작은 호흡수의 회복이었다.

제일 먼저해야 할 일은 호흡수를 늘이는 것이라고 말해줬다.

"정상호흡수가 12-14번 정도12회에서 20회까지를 정상범위로 본다되니 그 호흡수가 되도록 그동안 하던 요가호흡 훈련을 중지하고 자연스럽게 숨을 쉬어라."

그리고 매일 카톡으로 혈압 체온 호흡수를 재서 알려 달라고 했다. 한약 치료는 혈압을 낮추는 것으로 시작하기로 했다. 결흉

상태에 있는 환자에게 결흉을 치료해서 혈압을 낮추는 것을 해보자고 처방을 했다. 한약을 처방하고 한달 정도 지난 다음에 수축기 혈압은 어느 정도 떨어졌지만, 이완기 혈압이 전혀 떨어지지 않았다. 그래서 이완기 혈압을 낮추는 것으로 목표를 바꾸고 처방을 바꾸었다. 두 달째 한약을 복용하고나서 혈압은 이완기도 수축기도 정상범위로 들어서는 모습을 보여줬지만, 혈압은 고혈압과 정상혈압 사이를 오가는 상태가 반복되었다. 치료 시작한 지 7개월이 지날 때 안과 정기 검진에서 녹내장이 진행되지 않는 것 같다는 진단을 받았다고 알려줬다.

그 다음에 두드러진 증상은 손발에 땀이 많이 나는 것과 소화가 잘 안 되는 것으로 바뀌었다. 그 다음에는 따뜻한 곳에 가면 목과 가슴 손가락과 손등에 붉게 변하는 증상이 발생하지만 가렵지는 않은 것으로, 다시 결흉이 두드러진 주증으로, 안구 구련으로 주증이 바뀌었다. 한약은 두드러지는 증상을 따라 바꾸었다. 약은 계속 바뀌었지만, 증상과 처방들을 순서대로 놓고 살펴보면 혈액순환의 문제가 정상으로 회복이 되는 과정에서 몸의 이곳 저곳에서 발생하는 증상들을 따라 치료한 것이었다.

6개월에 1번씩 있는 안과 검진에서 계속해서 3번 녹내장 진행이

결흉

한의학에서 사용하는 진단 용어 중 하나. 한자로 結胸이라고 쓴다. 가슴을 묶었다 또는 묶는다. 이런 표현이다. 호흡을 할 때 흉곽은 밖으로 벌어졌다가 제자리로 돌아왔다 하는 움직임을 갖는다. 또 흉곽은 머리 쪽으로도 향하여 올라갔다가 내려온다. 이런 동작이 들숨일 때와 날숨일 때 동시에 일어나야 하는데 흉곽을 둘러싼 근육이 단단해지면 이 동작이 잘 안된다. 결흉으로 호흡동작이 제한되면 충분한 산소가 폐로 공급되지 못하기 때문에 결흉이 있는 사람들은 호흡수를 늘이게 된다. 12-14회가 아니라 18-22회로 늘어난 호흡으로 몸에 필요한 산소를 공급하고 이산화탄소를 배출한다. 잠잘 때는 늘어났던 호흡수를 자율신경이 원상회복을 시키게 되니까 산소가 부족하게 되어서 잠을 깨우게 된다. 자다가 깨는 일이 자주 있다면 결흉을 의심해봐야 한다. 막힌 공간에서 갑자기 호흡을 못하게 되는 공황장애가 발생할 수도 있다. 산소 부족으로 에너지 공급이 충분하지 않기 때문에 짜증이 늘어나기도 한다. 물론 결흉이 오래되면 고혈압으로 나타나며, 이 환자의 경우처럼 녹내장으로도 나타날 수 있다. 고혈압환자가 흔한 편이고 녹내장환자는 전체 인구의 1.5% 정도인 것을 고려하면 녹내장은 조금 다른 조건이 더 있는 것이 아닐까? 라고 생각한다. 특별한 이유가 없는데 짜증을 내고 있다던가, 밤에 자꾸 깨게 된다던가 하면 자신의 호흡수를 세어볼 필요가 있다. 나이 먹어서 당연하게 자다가 깬다고 믿는 분들이 많다. 나이 탓이 아니라 결흉 때문이다. 본인이 헤아리면 호흡을 평소와 다르게 할 가능성이 아주 높기 때문에 타인에게 세어 달라고 하는 것이 정확한 호흡수를 알아낼 수 있는 방법이다.

안되고 있다는 진단을 받았다고 소식을 전해주었다. 그래서 처음의 목표였던 것을 달성했다.

'2년을 치료해봅시다. 연속해서 세 번 녹내장이 진행되지 않는다는 진단을 받으면 치료를 종료합시다' 라고 한 약속이었다. 나머지는 환자가 한의사이니 스스로 진단하고 처방해서 치료를 계속하겠거니 하고 신경을 쓰지 않았다. 소식 없이 1년이 지나간 2023년 1월 뜻밖의 소식이 들려왔다. 정기검진을 다녀왔는데 5% 정도 시야가 감소되었다는 진단을 받았다는 것이었다.

다시 질문했다.

"그동안 무슨 일이 있었어요?"
"한약을 안 먹었어요."
"왜요?"
"세 번이나 진행이 안 된다고 해서 진행이 멈추었다고 생각을 하고 약은 더 안 먹어도 된다고 생각해서 1년간 한약을 안 먹었어요."

맙소사!

진료를 종료하면서 이제 OO님이 스스로 치료하라고 분명히 말해줬고, 나는 지금 이러이러한 이유로 이런 한약을 복용하고 있다고 말을 해주었는데, 안 먹고 1년을 지났다니!

나는 급성폐쇄각 녹내장이어서 발병 첫날에 실제 시야를 감소시키기 직전까지 시신경이 파괴된 상태로 유지되고 있어도 계속 치료하고 있었는데, 20%와 58% 정도 시야만 남은 상태에서 치료를 중

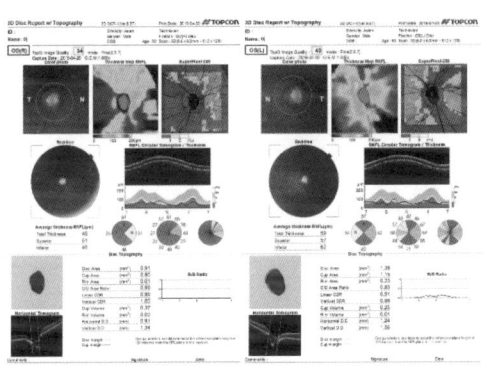

2019년 4월 OCT

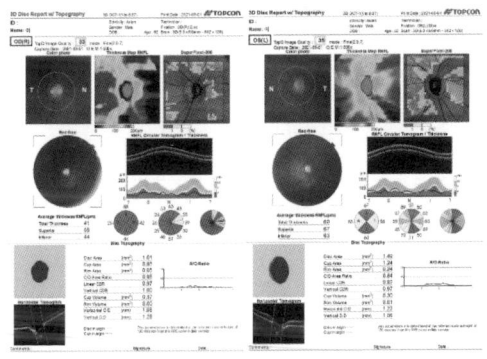

2021년 3월 OCT

단했다니… 겁도 안 나더냐고 한참을 잔소리했다.

증상을 물어서 처방을 결정해주고 바이탈을 진단지표로 잡고 치료하라고 방향을 다시 제시했다. 그후로 2년이 지나고 있는 지금 가끔 바이탈을 소식으로 전해주고 있다. 물론 그 후로 녹내장이 진행된다는 소식은 들리지 않는다.

자신의 몸상태에 대해서 긴장을 하고 면밀하게 진단하고 처방을 찾아서 복용하는 일을하고 있는 중이리라 생각한다.

산처럼 그려진 시신경을 2019년과 2021년 사진에서 비교해보면 크게 차이가 나지 않는다는 것을 확인할 수 있다. 녹내장 진행상 이미 중기를 넘어선 상태라서 염려가 된다. 데이터가 이 사례 하나이기 때문에 끝까지 멈추어 세울 수 있을지 추적하고 치료를 격려할 밖에는 ….

혈압 그리고 맥

내원하는 분들 중에 맥에 대한 환상을 갖고 계신 분들이 적지 않다.

나이가 많으신 분들은 특히 더 그러하다.

'손을 쓱 내밀고 맥 좀 봐줘요' 라고 말씀하시는 환자들에게 나는 친절하게 설명해드린다.

"맥은 혈압기가 정확해요. 이미 혈압기로 혈압을 재셨잖아요. 수축기 혈압도 이완기 혈압도 정상이시니까 걱정 안하셔도 됩니다."

뜨악한 표정을 지으면 다시 조금 더 설명을 한다.

"혈압기가 없을 때 사람들이 갑자기 사람이 쓰러져서 반신불수가 되기도 하고. 죽기도 하고 그러는 것이 정말 공포였을 거예요. 이른바 중풍이란 질병이 오기 전에 혈압이 대체로 아주 높아지는데 혈압이 아주 많이 높아졌을 때 맥이 평소와는 다르지 않았겠어요? 그래서 맥을 짚고 중풍이 오지 않도록 혈압을 낮춰주는 한약을 달여 주었을 거예요. 혈압기 없던 시절에 맥은 예민하고 세밀한 혈압기 역할을 했던 것입니다. 감기 걸려서 열이 나도 혈압이 달라지고 혈액이 흐르는 속도도 달라지고 혈관의 팽팽함도 달라지고…그것을 증상별로 구분한 것이 맥인데요. 지금은 혈압기가 그것을 다 알려줘요. 그래서 오늘 혈압을 재신 이유예요."

대체로 이 정도 설명하면 물러서긴 하는데, 기어이 맥을 짚어 달라고 하시는 분도 있다.

그럴 때는 들어 드리지만, 이 분이 듣고 싶은 말이 무엇이기에 이러시는 것일까? 생각하느라 머리속이 더 복잡해지곤 한다. 난 혈압기가 말해주는 숫자들을 진단지표로 삼고 있다. 물론 훈련을 아주 많이 하신 분들도 있어서 맥으로 모든 것을 다 알아내시는 분들도 있을 것이지만, 난 그런 훈련을 안 했다. 대신 혈압기와 호흡수, 맥박수, 산소 포화도, 체온계, 소변검사, 당검사 같은 아주 간단한 진단도구를 사용해서 환자의 기본 정보를 얻는다. 바이탈 숫자는 정말 많은 정보를 담고 있다.

30년 요가호흡 결과로 얻게 된 온갖 증상들은 호흡수를 정상으로 되돌리려는 노력을 시작하면서 여러가지 문제들이 치료되었다. 양말 신고 그 위에 버선을 신고도 발이 시리다고 하던 증상은 치료 시작한 그 해 겨울부터 나타나지 않았고, 고혈압으로 나타나던 혈압은 치료 후 2달이 지난 다음부터는 정상범위의 혈압과 고혈압을 오가면서 회복되기 시작했다. 그때도 혈압약을 복용하지 않고 있었고 지금도 여전히 혈압약을 복용하지 않는다. 무엇보다 진행되던 녹내장이 멈추어 섰다는 진단을 받게 된 것이 가장 놀라운 소득이었다.

습관 그리고 성실함의 끝은?

본인은 훌륭한 습관이라고 생각하고 30년간 성실하게 정성을 다해 훈련했을 호흡수 줄이기. 그 결과로 얻게 된 치명적인 질병 녹내장과 다양한 건강상의 문제들의 시작은 성실함이었다는 사실을 어떻게 해석해야 하는 것일까? 건강하게 살고 싶어서 시작한 요가 호흡이 정반대 효과를 냈다는 결론을 얻고, 그리고 절반 이상 상실된 시야로 남은 생애를 아주 조심스럽게 살아야 한다는 현실을 마주하는 일은 무엇으로 남는 생각일지….

습관 또는 성실함의 가장 나쁜 사례일까?

아무런 재주가 없는 내가 나의 장점을 소개하게 되면, "나의 유일한 장점은 꾸준함. 그러니까 성실함이에요."라고 했었는데, 이 환자를 겪고 난 다음부터 '나의 장점은 성실함이고, 좋은 습관을 들이려고 평생 노력했어요.…'라고 말하기가 어려워졌다.

내가 생각하는 좋은 습관이라는 것이 어떤 전문가의 눈으로 보면 나쁜 습관일 수도 있지 않을까? 이런 의심이 생긴 것이다. 그럴 가능성이 아주 높기 때문에 나는 점점 가벼운 사람이 되는 중이다. '그럴리가…있어! 그럼 그렇고 말고, 내가 틀렸을거야. 내 기억이 틀릴거야.' 라는 말을 아주 쉽게 하고, 기억력을 걸고 하는 내기 따위는 하지 않으려고 한다. 내 기억이 당연하게 틀렸을 것이기 때문이다. 나이 먹어서 가벼워진다는 것은 즐거운 일이기도 하다. 서로 상반된 지식이 범람하는 세상에서 나의 목표 중 하나는 죽는 날까지 두 발로 걷고 필요하면 뛸 수도 있는 건강을 유지하는 것이다. 이 목표를 위해서 습득한 지식 따위는 언제든 버릴 수 있다. 새로운 증거들 앞에 기존의 지식이 틀렸다는 것이 확인되면 당연하게 버려야 한다. '자연스럽다'라는 것은 매우 중요한 생명현상이 아닐까 싶다. 들숨과 날숨 그리고 그 사이에 잠깐 멈춤이 있는 세박자로 이루어진 호흡을 훈련해서 그 숫자를 줄이는 것이 건강하게 오래 사는 방법이라는 것이 자연스러운 것인가? 라는 질문을 해볼 필요가 있다. 지금 건강하지 않다고 느껴진다면, 가장 익숙한 어떤 습관 또는 루틴이라 하는 어떤 행동들이 정말 나의 생명현상에 도움이 되는 것인가? 에 대해서 진지한 질문을 해야 하지 않을까? 30년이나 호흡수를 줄이는 훈련을 한 결과 얻게 된 치명적인 병, 녹내장을 치료하기 위해서 호흡수를 늘이는 연습을 하면서 나의 환자가 어떤 감정변화와 생각의 변화를 거쳤는지는 알 수 없지만, 더 이상 시야를 잃지 않을 수 있는 길을 찾은 것으로 위로가 되길 바라고 있다.

3. 또 다른 유형의 정상안압녹내장 환자 치료하기

　60대 초반의 남자 환자는 안과에서 모든 기록을 다 챙겨들고 내원했다. 2013년에 정상안압녹내장 진단을 받고 안과에서 계속 치료를 받고 있음에도 녹내장이 계속 진행되고 있어서 자녀가 아버지 녹내장을 치료할 다른 방법은 없는지 검색을 하다가 한의원으로 내원했다고 하셨다. 처음 발견했을 때 찍은 OCT 사진부터 진료 기록부까지 꼼꼼하게 챙겨 오셨다.

　녹내장이 왼쪽 눈에만 있으시다고 말씀을 하셨고, 왼쪽 눈에 있는 증상은 아침에 일어나면 이물감이 있고, 오전 내내 이물감이 있기도 한데 아주 불편하다고 했다. 오른쪽 눈은 비문증이 있는 것이 몹시 신경이 쓰인다고 했다. 눈에 어떤 문제가 있다고 했으니 임상의로서 나는 비문증과 이물감을 치료하는 것이 첫번째 해결해야 할 목표가 되었다.

　혈압은 좌 111/67mmHg, 맥박수는 1분에 73회. 우 117/60mmHg, 맥박수는 1분에 79회. 호흡은 1분에 14회였고. 야간뇨와 잔뇨감이 있는 정도였다. 저혈압에 가까운 혈압, 맥박수는 약간 많은 상태였지만, 정상의 범주로 간주할 수 있는 정도였다. 일단 낮은 혈압을 맥박수를 높혀서 '몸의 혈액공급을 해결하고 있나?' 의심을 하면서 다른 증상들을 보았다.

눈동자 체온은 36.9도로 정상보다 약간 높았고. 눈알은 빡빡하고 뻐근하게 아프다고 했다. 녹내장 환자들은 눈동자 주변의 체온이 다른 신체부위에 비해서 약간 높은 경향을 보인다. 1도 정도 높은 37.5도를 보이기도 하지만 대체로 36.9도 부근에 있다. 치료기간이 길어질수록 눈동자 주변의 체온은 정상체온공기중에 노출된 부분의 체온은 36.5도보다 낮은 것이 정상이다으로 돌아온다. 눈동자 주변의 체온이 다른 곳보다 높다는 것은 눈동자에 염증이 진행되고 있다고 해석한다. 염증을 치료하는 한약을 염두에 두고 치료한다.

환자마다 특징이 있다

이 환자는 외모에서 두드러진 특징이 하나 더 있었는데, 머리가 우측으로 11시 방향으로 기울어져 있는 것이었다. 외모는 중요한 것이 아니지만, 11시 방향으로 기울어진 자세는 녹내장과 관련이 있는 것으로 보였다. 머리는 자기체중의 8-10% 정도가 된다. 57kg인 이 환자는 머리 무게가 대략 4.6-5.7kg 사이 어딘가이다. 잠자는 시간을 빼고는 5.1kg정도인 머리의 무게를 계속해서 목으로 받아내야 하는데, 한쪽으로 기울어지면 머리의 무게는 어느 한 쪽에 과

중한 무게를 더하게 된다. 언제부터 고개가 11시 방향으로 기울어져 있는지 기억하냐고 물었더니. 본인은 기억이 없다고 하고, 부인은 자신과 연애할 때도 그랬다고 했다. 적어도 30년 넘은 시간동안 사경증 상태로 살아온 것이다.

사람의 몸은 척추를 중심으로 놓고 좌우에 대칭 되는 근육이 있다. 목뼈와 목주변의 근육도 척추이기 때문에 마찬가지이다. 고개를 오른쪽으로 기울여보면 목의 왼쪽에 있는 근육과 뒷머리쪽 근육들이 당겨지는 느낌이 들 것이다. 이 환자의 경우는 왼쪽에 있는 목과 등 머리에 있는 근육들이 길게 늘어난 상태로 긴장된 상태를 유지하고 있었을 것이고, 오른쪽은 기울어진 머리 때문에 근육이 줄어들고 역시 단단하게 긴장된 상태를 유지하고 있을 터였다. 적어도 30년 이상.

혈관은 근육 속에 있기 때문에 근육이 유연하지 않으면 혈관을 과하게 압박하게 된다. 혈액순환이 원활하기 어려운 것이다. '혈압도 정상인보다 약간 낮은데 11시 방향으로 기울어진 자세 때문에 눈으로 가는 혈액공급에 방해를 받는다면 당연하게 녹내장의 원인이 될 것이다' 라는 추론을 설명했다. 당장 목을 반듯하게 세워야 한다고 강하게 요청했다. 다음 달에 내원했을 때 11시 방향이던 머리는 거의 반듯해져 있었다. 이런 환자는 정말로 자신의 병을 치료하고 싶은 환자가 맞다. 어떤 환자들은 무엇 때문에 어떻고 저렇다고 하소연한다. 그것을 치료하기 위해서 당신의 이러 이러한 것을 이러저러하게 고쳐야 한다고 이야길 해주면 안 듣는다. 결국 그 습관 때문에 그 병은 치료되지 않고 재발을 반복하게 된다. 근골격계 질환에서는 걸음과 평소 자세가 중요하기 때문에 거의 모든 환자에게 알려주는 바른 걸음법 바른 자세인데 못 고치고 안 고친다. 그래서 지금은 만나게 되는 환자들에게 그냥 말만 해주고 잔소리까지는 안 한다. 길게 치료 받고 싶다는 의지 표명을 말릴 방법이 없다. 이에 관련된 것은 책 뒷부분에 설명한다

증상을 특정한 다음에는 한약을 선택한다.

이 환자의 치료는 2가지 약으로 시작했다. 하나는 눈 아래 있는 뺨과 눈동자의 공막에 붉은 혈관들이 드러나 있었기 때문에 혈관염이 눈과 그 주변에 있다고 판단했다. 그래서 이것을 치료하는 한약과 호흡의 문제, 결흉호흡할 때 좌우로도 갈비뼈가 벌어져야 하는 데 머리 쪽으로만 올라가고 옆으로는 벌어지지 않고 있었다이 있었기 때문에 호흡문제를 치료하는 한약을 동시에 처방했다. 각각의 약을 1일 2회씩 4번 복용하도록 했다.

한약 복용하고 한달이 지난 다음에 녹내장이 있는 왼쪽 눈의 이물감과 오른쪽 눈의 비문증이 줄어들었다고 환자가 알려주었다. 몇 달 가기 전에 비문증과 이물감은 사라졌다

뺨에 보이던 혈관들도 흐릿해지기 시작했다. 치료를 시작하고 6개월후인 22년12월 안과에서 녹내장 진행이 되지 않는 것 같다는 진단을 받았다는 반가운 소식을 시작으로 6개월 간격으로 23년 5월 11월 24년 5월에 계속해서 4회 정기검진에서 녹내장 진행이 멈추었다는 진단 받았다는 소식을 들려주었다.

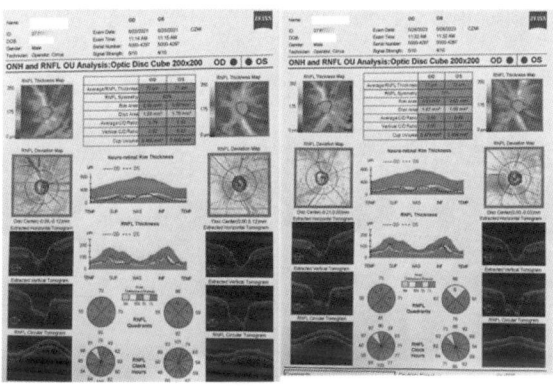

2021 2023 OCT'

이 환자에게 처방된 한약은 염증, 소화불량, 안구건조, 복부근육의 통증. 하복 창통, 결흉 등등을 치료하는 약이었다. 그럼에도 불구하고 정상 안압 녹내장은 진행을 멈추었다.

급성폐쇄각녹내장일 때 소화되게 하는 한약을 사용해서 높은 안압을 즉시 떨어뜨릴 수 있었던 첫 사례에서 시작해서, 여전히 발병 원인이 불분명한 정상안압녹내장 환자 2명을 한약으로 치료하면서 진행되던 시신경손상이 멈추었다는 결과가 의미하는 것은 무엇일까? 이런 질문을 요즈음 던지는 중이다.

더 많은 사례들이 모아져야 방향이 잡히겠지만. 여러 가능성 중 하나로 생각하고 있는 것은 녹내장도 결국 성인병 중의 하나가 아닐까? 하는 것이다.

대체로 녹내장이 발병하는 나이가 40을 넘어서고 있고, 5-60대 환자들이 녹내장 환자의 절반을 넘고 있는 현상황을 생각해보면 '성인병의 일종으로 상정하고 치료하는 것이 맞지 않을까?'라는 추론을 해보는 것이다. 녹내장환자들이 당뇨와 고혈압 대사질환들을 갖고 있는 경우가 많다는 연구 논문도 있으니 무리한 추정은 아닐 것이다. 급성폐쇄각녹내장 환자와 정상안압녹내장 환자들에게 처방된 한약은 공통된 것도 있고 다른 것도 있다. 그럼에도 불구하고 3명 다 시신경 손상이 중지되는 결과를 얻었고, 이들에게 처방한 약은 각 사람의 몸이 보이는 문제들을 치료한 것이 전부이기 때문에 해보게 된 추론이다.

녹내장은 안압 만이 문제의 원인일까?

안압을 낮추는 안약을 점안해도 시신경이 계속해서 파괴되는 치명적인 결과를 바꿀 수 없고, 방수를 잘 내보내도록 수술을 해도 실명하게 되는 결과를 피할 수 없다면 녹내장이 정말 눈만의 문제일까? 라는 질문을 해야 하지 않을까?라는 생각을 안 할 수 없다.

급성폐쇄각녹내장의 경우는 직접적인 원인이 안압이 급격히 높아지는 것이라고 알려졌지만, 안압을 낮추는 약으로 낮아지지 않았고, 소화불량을 치료하는 한약으로 치료가 되었던 것이나, 원인도 모르고 안압도 높지 않은데 시신경이 파괴되는 정상안압녹내장 환자들의 경우에 처방된 약들은 환자들이 호소하는 증상에서 임상의의 시각으로 문제로 보이는 것들을 치료하는 과정에서 녹내장의 진행이 멈추었다는 것이 의미하는 것이 무엇일까? 여기에 문제의 해결책이 있는 것은 아닐까? 안과에서 진행하는 녹내장 치료는 안압을 낮추는 안약을 눈에 넣거나, 녹내장 수술로 방수를 눈동자 밖으로 내보내어 시신경 파괴를 늦추는 것이 목표지만, 잘 통제가 안되는 것으로 알고 있다. 이런 상황에서 한약으로 최소한 3명에게서 녹내장 진행이 중지되었다는 결과를 얻었는데, 그 치료 내용이 눈에 집중된 어떤 처치가 똑 같은 것이 아니고, 서로 다르다는 것이 의미하는 것은 녹내장 치료의 관점을 바꾸어야 하는 것이 아닐까? 라는 생각을 하게 된다. 물론 현재 나의 추론이다.

지금 치료하고 있는 정상안압녹내장 환자들도 이에 준하는 질문들을 하면서 한약을 투약하고 있고, 앞으로 만날 환자들도 같은 질문을 하면서 치료해야 할 것이 무엇인지 찾아가며 진료하게 될 것이다.

4. 치료에 실패한, 안타까움이 많이 남는 환자…

나를 제외하고, 가장 먼저 치료를 시도했던 녹내장환자는 이미 한쪽 눈은 실명을 했고 한쪽 눈은 10% 정도 남은 상태에서 내원했던 환자였다. 결과는 실패였지만, 참으로 많은 것을 알려주신 분이었다.

50대 중반이었고, 아내의 손을 붙잡고 내원한 아주 쾌활한 분이었다. 한의원과 가까운 곳에 살고 계셔서 주 3회 침치료와 눈 주변에서 어혈을 제거하는 습부항 치료를 열심히 받았고, 한약도 정말 성실하게 복용했다. "흐릿하던 눈이 밝아졌어요. 이렇게만 버틸 수 있음 행복할거예요."라고 매번 내원하실 때 마다 자신의 증상을 섬세하게 알려주시던 분이었다. 1년 가까운 시간 동안 환자도 나도 최선을 다했지만 실명을 피할 수는 없었다.

거의 1년간 치료하면서 희망을 말해주던 쪽은 환자 자신이었다. 뿌연해 보이던 시야가 밝아지는 경험이 신기하고, 늘 얼굴과 눈이 붉었는데 치료를 하면서 얼굴의 붉은색이 사라졌다고 기뻐했었다. 치료가 더 이상 의미가 없다고 결론을 내릴 때 서로 아쉬웠던 것은 좀 일찍 치료를 시작했더라면 결과가 달라질 수 있었을까? 라는 질문이 남는 것이었다. 50대 중반의 나이에 실명을 하고 살아가야 한다는 사실 앞에 해 줄 수 있는 위로의 말이 없었다. 아내와 함께 여전히 다정하게 살고 있을 그 분과 그분의 아내 모습이 종종 떠오른다.

고도근시였다가 중심부 부터 시야를 잃는 녹내장 환자도 여러 명 있었다. 이 분들은 한 두 달 치료하다가 내원하지 않아서 그 경과를 알 수가 없다. 치험례 논문을 쓰다가 알게 된 사실 중에 하나가 고도근시를 갖고 있다가 녹내장이 발생한 경우는 중심에서부터 시야를 잃게 되기 때문에 진행속도에 비해서 시야결손이 심각하다는 것을 알게 되었다. 그래서 어린이들이 근시라는 이야길 들으면 생각이 많아진다.

고도 근시를 예방할 수 있을까?

같은 교회를 다니고 있는 자매가 있다. 초등학교 3학년과 1학년. 2024년 1월에 이 자매의 엄마가 고민하는 이야길 듣게 되었다. 큰 아이 눈이 너무 빨리 나빠져서 안경을 계속 바꾸고 있는데 무섭다고 하기에 한의원으로 불렀다. 커다란 눈에 똘망한 눈동자를 갖은 어린이들이었다.

한약을 먹이기 시작한 지 1년이 지나고 있다.

이 두자매의 눈동자는 아주 단단한 특징이 있었고, 눈동자 공막에 혈관들이 어지럽게 보이고 있었다. 이미 두꺼운 안경을 착용하고 있는 3학년은 1년 간 한약을 복용하고 있음에도 계속해서 근시가 더 심해지고 있고, 눈동자의 단단함도 줄기는 했지만 여전하다. 어지럽던 혈관은 약간 줄었다. 한약이 쓰고 화장실에 자주 간다고 먹기를 자주 거부했고 1일 1개만 복용할 때도 많았다고 엄마가 알려줬다. 초등학교 1학년 동생은 언니보다 더 열심히 한약을 먹었다고 했다.

이 어린이의 경우는 눈동자의 단단함이 감소되었고, 아직 안경을 착용하지 않고 시력은 1.0을 유지하고 있다.

다음의 사진은 11세 어린이 사진이다. 위의 두 사진이 2024년 아래두 사진이 2025년이다.

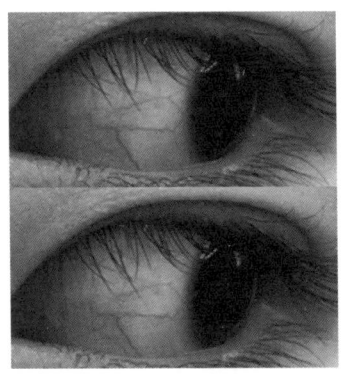 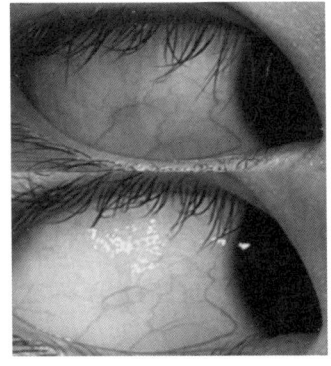

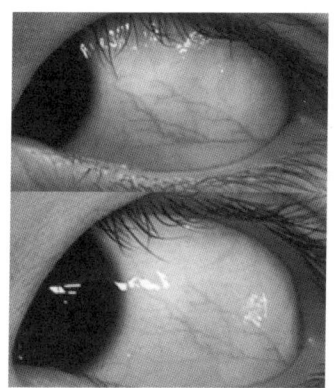 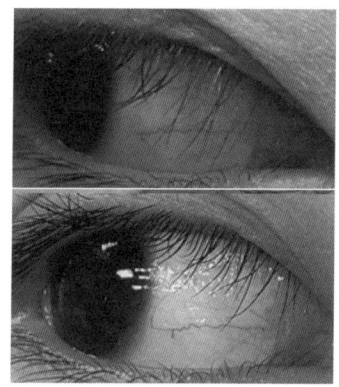

 1년을 두고 찍은 사진에서 눈동자의 공막에 보이는 혈관들이 별 차이가 보이지 않는 것처럼 보이지만, 차이가 확실하게 있다. 2024년도에 굵고 선명했던 혈관들이 1년이 지난 2025년 1월에서는 혈관이 엷어지고 사라진 것도 보인다. 이미 심한 근시이고 안경을 착용한 시간이 제법 지난 상태임에도 불구하고 공막에 혈관 형태에서 변화가 보인다는 것은 희망의 조짐으로 해석하게 된다. 현재 눈의 상태는 안경을 벗으면 앞이 흐릿하게 보인다고 한다.

 녹내장 환자들에게서 공막의 혈관이 아주 견고한 형태로 나타나는 것을 관찰 했었기 때문에 , 어린이에게 이런 혈관들이 보이는 것이 문제가 있는 것이라고 생각했다. 혹시 이런 혈관들이 점점 굵어지는 과정을 통해서 녹내장으로 진행되어 가는 과정은 아닌가? 이런 염려가 되었기 때문에 한약을 투약하기 시작한 것이다.

8세 어린이의 눈동자

2024년도에 안경을 착용하지 않고 있었지만, 3학년 언니처럼 공막에 혈관이 어지럽게 있었다. 눈동자도 단단한 구련이 확실했다. 안경을 착용하지 않고 있었지만 염려가 되는 것은 마찬가지였다. 그래서 언니와 함께 같은 약을 투약했다.

위의 사진은 2024년도 5월, 아래는 2025년 1월 사진이다. 7달

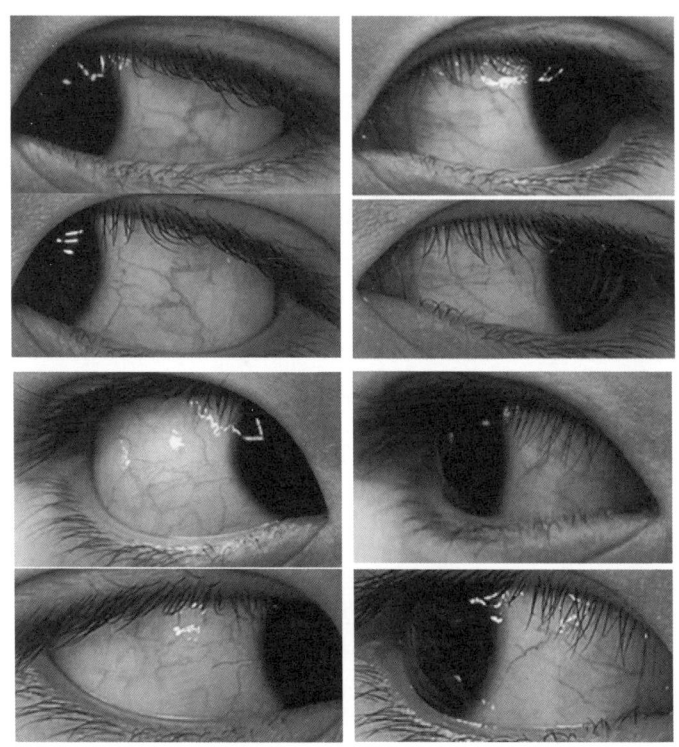

> **공막 sclera**
> 눈의 흰자위를 부르는 단어. 공막은 눈의 뒷부분부터 눈의 흰자위로 이어지는 부분까지 감싸고 있다. 눈의 구조를 지지하고 보호하는 역할을 한다. 동공의 크기를 조절하여 시력 조절에도 중요한 역할을 한다. 혈관이 거의 없고, 표면을 따라 미세한 혈관들이 분포한다.

간격이 있다.

시력은 1.0을 유지하고 있고, 눈동자의 구련눈동자의 단단함은 풀려서 말랑한 부분도 있지만, 여전히 구련이 완고하다. 7개월 전과 비교해서 공막의 혈관들이 감소된 것이 보인다.

치료를 시작할 때 성장기 어린이라서 1년 정도 투약하면 치료가 되지 않을까? 하는 생각을 했고, 1학년은 안경을 쓰지 않게 되고, 4학년은 최소한 시력이 더 나빠지지 않도록 관리가 된다면 목표달성이라고 생각하기로 했다. 1년이 지난 25년 현재 이 목표는 일부분 성공했고 일부분은 실패했다. 1학년 동생은 안경을 쓰지 않고 있으니 성공이고, 4학년은 1년 사이에 안경 도수를 3단계나 높였으니 실패다. 동생은 열심히 약을 먹었고 언니는 1일 1번 약 먹이는 것도 힘들었다고 한다. 약을 열심히 안 먹은 것이 근시가 심해지는 이유가 되었을까? 아직 증거가 명백하지 않다.

1년 치료로는 공막의 어지러운 혈관을 완벽하게 없애지는 못한다는 것을 확인한 것이 소득이라면 소득이다. 완전히 없앨 수 있는 것인지도 모른다. 다만 임상의로서 시도해보는 것이다. 4학년은 공막의 혈관이 사라지게 치료되어서 더 심한 고도근시로 나아가지 않게 된다면 좋은 일이고, 1학년은 안경을 착용하지 않고 살아갈 수 있게 된다면 이 또한 좋은 일이지 않겠는가! 라는 생각을 한다.

인간이 주변 정보를 얻는데 80% 이상 의존하는 감각이 시각이다. 눈을 뜨고 있다면 수많은 정보가 눈으로 쏟아져 들어오는 중이다. 정보를 얻기 위해서 눈동자를 움직이게 하는 근육은 6개 있다. 위에서 아래로, 아래에서 위로, 왼쪽에서 오른쪽으로, 오른쪽에서 왼쪽으로, 양끝에서 대각선 아래 위로 움직이도록 하는 근육을 통해서 끊임없이 자유롭게 시선을 보내어 물체를 추적할 수 있는 능력을 갖고 있는 눈이 치루어야 하는 대가는 그런 활동을 할 때 필요한 포도당을 공급해주고, 폐쇄구조인 눈동자에서 사용한 결과로 나온 물과 CO_2를 재빠르게 빼 주는 순환구조가 잘이루어지고 있어야 할 것이다. 그런데 이 과정에 문제가 생겨서 흐름이 방해를 받게 된다면, 미세한 혈관만 있던 공막에서 그 혈관들이 뚜렷해지고, 그 공막의 본래색인 하얀색을 잃어버리고 변색이 되거나, 혈관이 뚜렷하게 보이는 것이 아닐까?이런 것들은 눈동자 혈관의 순환 문제가 생겼다는 명백한 증거가 아닐까? 눈꺼풀 위로 만져지는 눈동자가 유리구슬처럼 단단하게 느껴진다면 즉시 빠져나가야 하는 혈액이 조금씩 눈동자에 지체, 고이면서 시신경을 압박하고 있다는 초기증상은 아닐까? 그런 것들이 쌓여서 공막에 혈관들이 뚜렷하게 보이기 시작하고, 점점 굵은 혈관으로 바뀌고 공막의 하얀색이 누런색으로 변하는 것이 아닐까?… 이런 생각을 하게 되었다. 녹내장 환자들과 안구건조증 환자. 일찍 안경을 착용하는 어린이들의 공막을 관찰하다가 생각하게 된 것들이다.

안과 논문들 가운데, 폐경 이후 여성들이 대사증후군이 있는 경우 개방각녹내장·정상안압녹내장과 관련이 있고, 대사증후군 가운데 고중성지방혈증이 녹내장과 관련이 더 있더라는 내용이 있다.[1] 정상안안녹내장 환자들의 혈액 점도를 측정해보니 녹내장환자가 아닌 대조군과 혈액의 점도가 더 높았다는 보고서[2] 도 있다. 고중성지방혈증일 때 혈액의 점도가 높을 것이고, 그 흐름이 정상속도보다는 느려지고, 눈동자내의 아주 작은 혈관들에서는 막히는 일들이 진행되는 중이라고, 그래서 눈동자가 단단해지고 공막에 혈관들이 많이 보이고 굵게 보이는 것이 아닐까? 이런 논문들을 보면 나의 추론이 전혀 말이 안되는 것은 아니지 싶다. 더 치료해보고 분석해볼 과제인 것은 분명하다.

다음의 사진들은

---

1 김정림 https://doi.org/10.3341/jkos.2025.66.2.120).
2 김유라외 https://doi.org/10.3341/jkos.2015.56.5.753

녹내장 환자들의 눈에 드러난 혈관들이다. 안구건조증 환자들과는 완전히 다른 형태의 혈관이다.

1. 녹내장환자의 눈

한쪽 눈은 포도막염으로 실명한 눈이고, 다른쪽 눈은 10%정도만 시야가 남은 말기 녹내장환자의 눈동자이다. 공막이 혼탁해서 흰색이 아니라 다른 색으로 보인다. 혈관은 아주 어지럽게 공막 전체뿐 아니라 수정체에도 침범한 것으로 보인다.

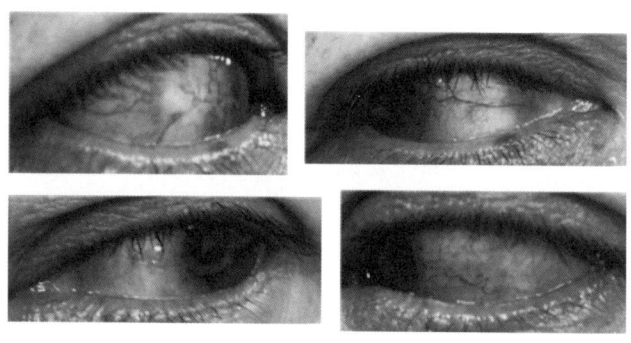

2. 2024년 한쪽은 녹내장 한쪽은 녹내장의증 진단받은 눈

공막의 색이 맑고 투명한 하얀색이 아니라 탁한색으로 변해있고, 혈관정도가 아니라 붉은 색 면으로 보이는 곳도 있다. 언제부터 녹내장이 진행되었는지는 모른다. 야간에 운전할 때 빛 번짐이 있어서 안과에 갔다가 녹내장 진단을 받았다.

안압은 25,26의 고안압 상태였고, 2024년에 안약을 처방 받고 있다.

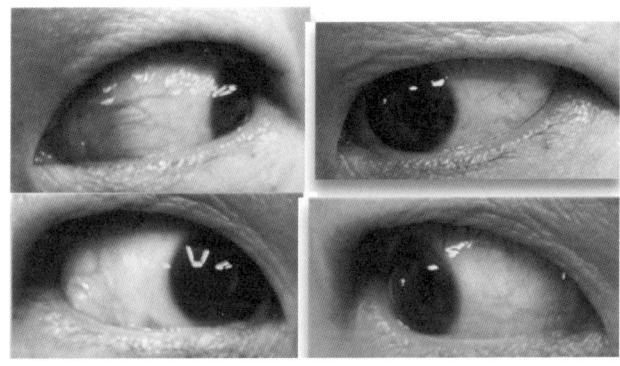

3. 2008년도에 녹내장 진단을 받았다 눈동자 사진은 2021년이다.

역시 공막이 혼탁하고 혈관이 굵고 붉은 면이 확인된다.

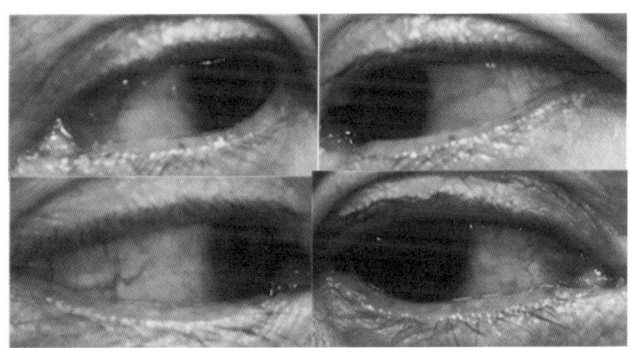

4. 마이봄샘 시술을 여러 번 받은 60대의 심한 안구건조증 환자

눈에 모래가 있는 것 같은 통증이 지속되는 중이라고 했다. 혈관은 얇지만 숫자가 많고 공막 대부분의 색이 변색되었다.

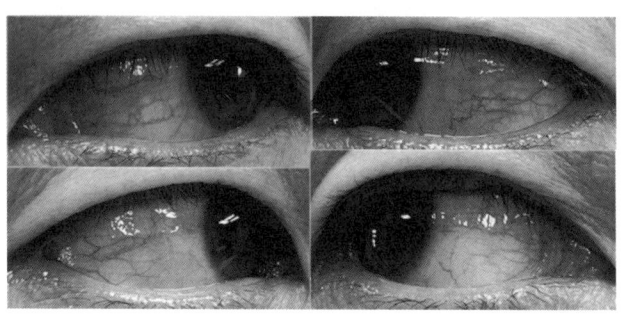

5. 20대 안구 건조증이 아주 심한 눈.

인공 눈물만 사용하고 있다.

20대와 60대 눈동자 공막을 비교해보면 공막의 혼탁 정도가 크게 차이나는 것을 볼 수 있다. 20대는 하얀색 상태의 공막을 유지하고 있고, 60대는 공막 전체가 변색되어 있다.

안구건조증으로 겪는 고통의 시간이 길수록 공막의 색이 변색되는 것으로 보인다.

20대보다는 60대가 더 긴 시간 안구건조증으로 고통을 겪고 있는 중이었다.

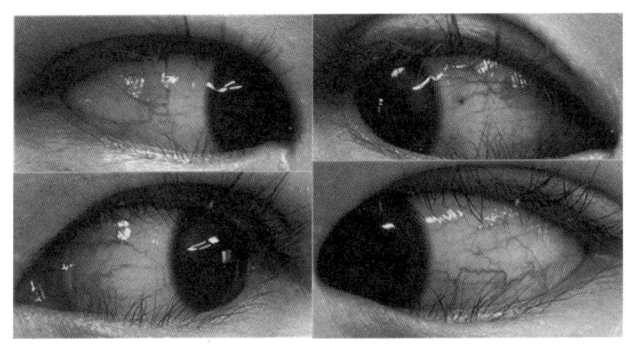

6. 드림렌즈 착용한지 3년된 11세 어린이 눈

혈관이 벌써 보이기 시작한다. 드림렌즈 착용 이전의 상태를 알지 못해서 해석할 수는 없지만 11세에 공막에서 혈관들이 보이는 것은 좋은 일이 아닌 것은 확실하다.

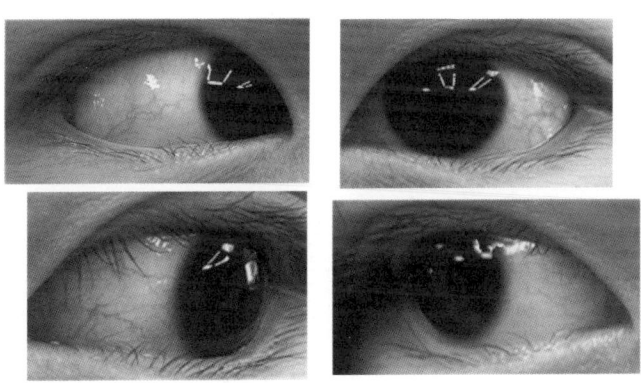

7. 공막의 혈관으로 녹내장 가능성을 파악한 사례

두통이 심하고 어깨와 등이 아프다고 치료 받으러 내원했다. 그럴만한 이유는 상당했으나, 눈동자에 보이는 혈관들이 너무 어지러워서 녹내장 검사를 받아보라고 안과에 보냈다. 나이가 40대 중반이 되었으니 한 번 쯤 받아볼 때가 되었다는 권고를 강력하게 담아서 보냈다. 결과는 녹내장 진단 받고 녹내장 환자가 되어서 돌아왔다.

아주 극히 초반이었기 때문에 안과 선생님이 어떻게 알고 왔냐고 자꾸 물었다기에 설명하기 어려웠다고 했다. 내가 환자에게 정상안압녹내장일 가능성이 있다고 근거로 제시한 것은 눈동자에 드러난 혈관이었다. 그동안 진료하면서 찍어 두었던 녹내장환자들의 눈동자와 안구건조증 환자들 눈동자를 보여주면서 이 정도 되면 좀 위험한 듯하니 반드시 검사를 받으라고 한 것이다. 처음 안과 진료 때에는 좀 이상한데 한달 후에 다시 검사해보자고 한다고 되

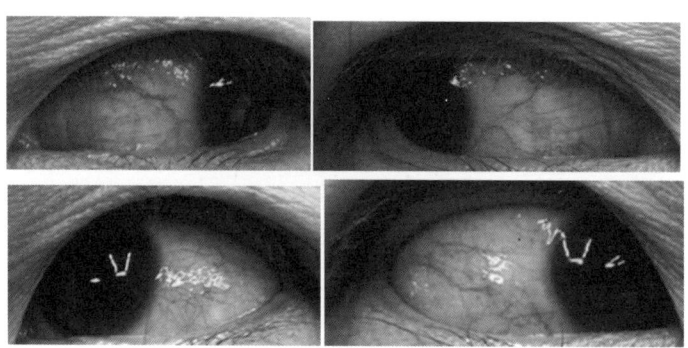

돌아왔다. 물론 나는 처음부터 녹내장을 염두에 두고 치료를 시작했다. 현재 1년 째 녹내장 치료 중이고 두통과 어깨, 등 통증은 없어졌고, 어지럽던 혈관들도 정리가 되는 중이다.

이 사례가 좋은 모범이 되면 대단히 기쁠 것 같다. 비싼 검사기가 아니어도 훈련된 의료인의 육안으로 공막의 혈관을 관찰하는 것만으로 녹내장환자를 조기에 발견하여 치료까지 한약으로 가능해진다면 임상의로서 이보다 더 기쁠 것은 없을 것 같다. 녹내장은 발견이 늦어져서 시신경을 많이 잃은 상태에서 치료를 시작해야하는 어려움이 있는 질병이니 더더욱 조기발견을 육안으로 할 수 있다면 좋겠다. 아직 갈길이 멀다.

녹내장을 한약으로 치료하는 임상의로서 반드시 해야 하는 일은 눈 자체에 대한 관심이라고 생각한다. 눈을 감게 하고 눈꺼플 위로 눈동자의 단단한 정도가 어느 정도인지 확인하기, 눈과 눈 주변의 체온이 어떠한 지, 눈동자에 보이는 이상한 것들은 없는지. 이런 것들을 끊임없이 관찰하고 비슷한 것과 다른 점을 찾아내고 하는 것은 기본이고, 그 다음에는 눈과 가까운 곳에 있는 다른 문제들은 없는지 찾아 진단하고 치료를 하면 결과는 좋지 않을까? 라고 생각하는 중이다. 그런 점에서 공막에 드러난 혈관들은 좋은 단서들이 되어줄 것 같다. 녹내장을 조기 진단하고 치료하는 과정에서 진단의 보조수단으로 삼을 수 있는 좋은 통로임을 계속해서 확인할 수 있다면, 이것 만으로도 녹내장 치료에 커다란 기여를 하게 될 것이라고 생각한다.

한약으로 녹내장을 치료해보자고 권고하고 싶은 것이 이 책을 쓰게 된 동기이다.

3명의 녹내장 환자가 한약 치료로 시신경 손상이 그 진행을 멈추었다면, 시도해 볼만한 치료가 아닐까? '녹내장은 이러이러한 한약으로 이렇게 치료하면 됩니다. 이런 것은 없다.'

각 개인마다 현재 녹내장과 함께 갖고 있는 증상들을 진단하고, 눈과 어떤 관련성이 있는지 살펴 그에 따른 치료를 하면서 치료과정에서 환자의 자기 관찰 보고와 진단지표로 삼았던 증상들이 좋아지고, 공막에 드러난 혈관과 색의 변화 등을 통해서 치료가 잘 되고 있는지 파악해가며 진료하는 것이 지금 하고 있는 한약으로 녹내장 치료하기 과정이다. 결국 OCT 검사를 통해서 확인하고, 그 결과를 얻게 되겠지만, 공막에 드러나는 혈관의 모양과 공막의 색을 진단지표로 사용할 수 있다면(이미 그렇게 활용하고 있기는 하다) 좋겠다. 의료인이 아니어도 직관적으로 파악이 가능한 지표라서 더욱 그러하다.

어느 방법이 최선책인지 최선의 길인지 당연히 알 수가 없다. 사례가 너무 작기 때문이다.

그러나 이렇게 시도하다 보면 녹내장은 불치인 절망의 병이 아니라 치료가능한 범위에 있는 난치병 정도로 분류할 수 있을 지 누가 알겠는가. 이미 그렇게 치료된 사람들이 있으니 말이다. 우연히 얻어걸린 것으로 시작된 치료였지만 조금씩 더 정교해지는 치료방향이 생기는 중이다. 그래서 '녹내장을 한약으로 치료해 봅시다' 라고 권하고 싶은 것이다.

'당신의 시신경이 죽는 것을 중지시킬 가능성이 있어요.' 라고 말하고 싶다.

3명의 녹내장 환자에게서 시신경파괴가 한약으로 중지되었다면, '우연이나 행운이었어'라고 말하기에는 뭔가가 더 있는 것 같지 않은가?

모든 것이 아직 혼돈 속에 있지만 분명한 것은 '2년 정도 치료하면 녹내장 진행이 멈추더라' 라는 사례를 나 이외의 2명에게서 더 확인했다는 것이고, 지금 치료 중인 사람들도 경과가 좋기 때문에 지속해서 치험례를 발표할 수 있을 것으로 기대한다.

임상경험이 더 쌓이고, 그 결과들이 누적되어서 서로 다른 원인인 녹내장을 치료함에 있어서 대략적인 치료 매뉴얼을 설정할 수 있으면 좋겠다는 바램을 갖고 있다. 가장 큰 꿈은 녹내장이란 병이 불치가 아니라 난치 정도 수준의 질병이 되는 것이다.

5. 또 하나의 난치, 척추측만증은 무엇일까?

척추측만증이라는 질병이 있다. 척추가 기본적으로 갖추고 있는 정상 형태에서 벗어나 있는 것을 말하는데, 척추는 인체에서 중심축이기 때문에 제자리에서 버텨주지 않으면 잘 넘어지거나 발목 염좌 같은 가벼운 증상으로 시작해서 긴 세월을 거치며 진통제가 안 듣는 통증, 반복되는 시술과 수술을 거쳐서 결국 지팡이와 보행보조기 그리고 스스로 걷지 못하는 상황으로 진행되는 병이다. 외과적인 문제로 동통과 행동의 제한만 발생되는 것이 아니라, 구조가 틀어지면서 몸의 여러 장기에도 압력을 가하기 때문에 내과적인 문제도 함께 일으킨다.

지금까지 20여년쯤 이런 환자들을 치료하면서 나름 내린 결론은 '걸음걸이가 문제의 핵심이다'라는 것이다. 옹기 물동이를 머리에 얹고 걸어 다니던 한국의 여인들이 걷던 방식이 가장 올바른 방법이고, 그것의 하위버전인 머리에 책 올려놓고 떨어뜨리지 않게 걸을 수 있는 자세를 몸에 익히고 걷는다면, 나이 먹어서 근골격계 질환으로 한의원이나 통증관련 병의원에 진료비를 내지 않아도 된다는 확신이 있다. 걸을 때 왼쪽과 오른쪽 엄지발가락이 같은 일직선을 밟는 것이 올바른 걸음법이라고 설명하면 걷는 법이 이해가 될까요?

척추가 비정상적으로 휘어지는 이유는 선천적인 것도 있지만, 이 비율은 아주 작은 편이고, 후천적인 이유가 훨씬 많다. 척추측만증은 일반적으로 청소년 시기에 가장 많이 발생한다고 알려져 있지만, 그보다는 훨씬 먼저 발생하고 있고, 측만증이 제법 진행된 다음에 알게 되는 것이 청소년기라고 보는 것이 맞을 것이다. 그런 점에서 초등학생들에게 엑스레이를 찍어서 측만증이 있는지를 관찰하는 것은 좋은 정책이다. 녹내장처럼 척추측만증이 발생하는 주요 원인은 알려져 있지 않지만, 유전적인 요인과 환경적인 요인이 상호작용하여 발생할 수 있다고 두루뭉실하게 설명하고 있다. 나는 걸음걸이 때문에 발생한다고 생각한 지 오래되었다.

다음의 엑스레이 사진은 한동안 유행했던(지금도 유행하는 지는 모르겠다)오자다리, X자 다리 교정한다는 대학병원 소아과에서 교정을 받은 어린이가 척추측만증이 되는 과정을 보여주고 있다. 백일 즈음부터 한의원에 오던 아가였고, 비교적 건강하게 잘 자라고 있던 아가였다.

어느 날 그 부모가 심각하게 상담을 요청했다. 아이의 걸음이 아주 이상한데 저렇게 자라면 x자 다리가 더 나빠져서 키도 안 크고 문제가 되는 것 아니냐는 것이었다.

아직 어리고, 초등학교 입학 할 때 정도가 되면 치료해 줄 테니까 지금은 그냥 두라고 했다. 부모의 마음으로는 기다림이 불가능했는 지 대학병원에 가서 거금을 내고 다리를 교정하는 교정기를 채웠다. 잠잘 때 만 채우는 것이라고 들은 듯 하다. 옆에 데리고 자다가 그 무거운 교정기에 차여서 멍이 많이 들었다는 이야기도 들었다.

다리는 반듯해졌다. 그런데 그 대가는 측만증이 요추에서부터 생겨서 흉추로 진행되고 있는 상황이 되어버렸다.

X자 다리 교정후에 계속되는 X-ray 추적검사를 받으러 갔다가 척추측만증이 생겼다는 진단을 받았는데, 담당의에게서 부모가 아이에게 해줘야 하는 운동을 안 해줘서 그렇게 된 것이라고 질책까지 받고 내원했다. 걱정과 근심이 깊어진 그 부모에게 그동안 그 대학병원에서 찍었던 모든 엑스레이 사진을 가지고 오라고 해서 살펴봤다.

교정기를 채우는 시점에서 골반을 구성하는 장골이 약간 비틀려 있었고, 그래서 x자 다리가 되었던 것이었는데, 다리를 반듯하게 하는 바람에 비틀렸던 골반을 타고 요추까지 비틀려서 생긴 측만증이었다.

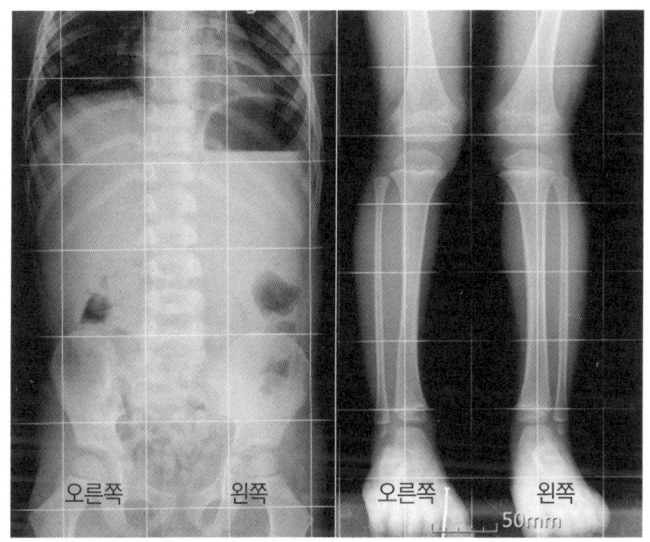
〈사진 1〉 2008년 X자다리 교정한다고 처음 찍은 사진

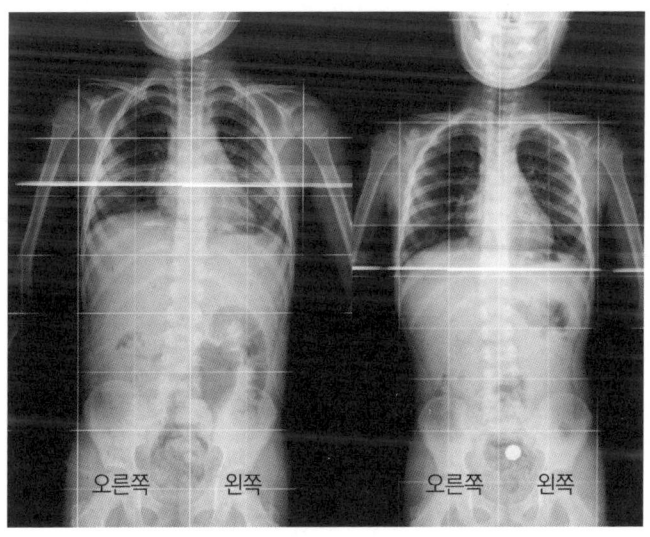
〈사진 2〉 2008년 X자다리 교정기 풀고 찍은 사진

그래서 현가수기치료법으로 치료를 해주었고, 어린이는 정상이 되었다. 아이는 무거운 교정기를 다리에 채우고 수개월간 잠을 자는 불편함을, 부모는 수백만원의 의료비를 지불하고 결과는 반듯해 진 다리와 더 심각한 척추측만증이 발병한 자녀를 만나게 된 것이다.

〈사진1〉을 보면 좌우 장골의 형태가 대칭이 아니고 오른쪽이 약간 작아 보인다. 골반 아래 좌우에 난 구멍은 좌골공이라고 부르는데 이것의 크기가 오른쪽에 비해 왼쪽이 작다. 장골은 좌우대칭으로 본래크기는 같다. 장골이 제자리에 있지 않고 회전해서 작아 보이는 것이다.

왼쪽 다리사진을 보면 오른쪽 다리 뼈 사이 간격이 왼쪽에 비해서 넓어져 있는 것이 확인된다. 걸음걸이 때문에 발에서 시작한 회전이 골반까지 진행된 것으로 추정된다. 양쪽 발가락 모양을 보면, 서로 달라 보인다. 사진을 잘못 찍은 것이 아니고 아이가 서있는 자세 때문에 안보이는 부분, 과장되어 보이는 부분이 있는 것이다.

〈사진2〉는 2009년과 2010년 x자 다리 교정기를 풀고 난 다음에 추적 검사한 사진이다. 같은 병원 소아과에서 찍은 사진이고, 오른쪽 사진을 보면 장골의 좌우 대칭은 비슷해졌고, 좌골공의 크기도

거의 같아 보인다. 그러나 허리에 보이지 않던 오른쪽으로 휘어짐. 즉 흉추 11번부터 측만증이 보인다.

왼쪽 2010년 사진에서는 허리의 휘어짐이 왼쪽으로 바뀌었고 갈비뼈가 있는 흉추에서 곡선이 보인다. 2010년도에 초등학교 1학년이었으니까 2008년도 X자 다리를 교정한 나이는 6세 어린이였다.

2009년도 사진에서 흉,요추는 사선직선으로 기울어졌지만. 2010년도 사진에서 요추는 왼쪽으로 약간만 기울어져 보이기 때문에 좋아진 것이 아닌가 생각하기 쉽다. 그러나 흉추10번 부근에 생긴 곡선은 심각한 것이다. 직선사선보다 진행된 나쁜 것은 곡선이 발생한 것이다. 치료 시간이 훨씬 길게 필요하다. 치료가 잘 안되기도 한다. 명치 부근에서 휘어지는 것은 치료가 참 어렵다. 요추의 움직임과 갈비뼈가 있는 흉추의 움직임이 달라서 그 둘 사이에 충돌이 일어나서 치료할 때 벡터를 잡기가 어렵다.

〈사진3의〉 2008년 다리와 2010년 다리를 비교해보면 X자 다리가 아니고 확실히 X자 다리는 11자 형태로 반듯해졌다. 다리 사진만으로는 다리 교정은 대성공인 셈이다.

그러나 전신사진을 찍어서 보면 요추와 흉추에 척추 측만증이 발생한 것을 확인할 수 있다.

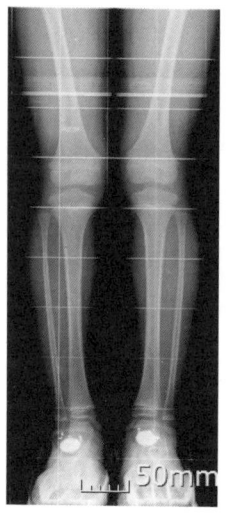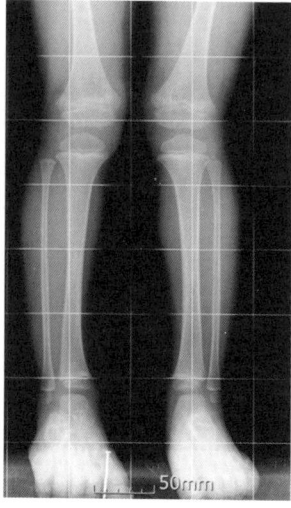

〈사진 3〉 2008년, 2010년 다리 비교

물론 X자 다리 형태는 시간이 지나면서 요추와 흉추에 측만증으로 진행될 가능성은 아주 높다. 사람의 몸은 서로 연결되어 있기 때문에 반드시 서로 영향을 미치기 때문이다.

X자 다리를 급속히 치료해서 측만증을 급격하게 진행되도록 하는 것이 치료라는 것에 대해서는 동의하기가 어렵다. 지금 당장 눈에 보이는 다리가 매끈하고 가지런한 것이 중요한 것인가?

〈사진 4〉는 교정기를 착용 시켜서 X자 다리 교정후에 발생한 측만증을 치료 전후로 찍은 비교사진이다. 한의원 근처 영상의학과에서 찍은 사진이다.

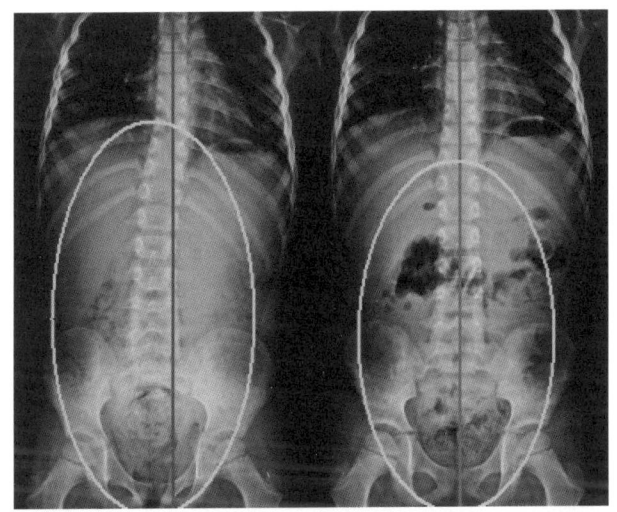

〈사진 4〉 교정기 착용 후 척추측만증 치료 전후 비교(2010년 10월)
2010년 10월 현가수기치료를 하기전에 사진과 6주 치료 후 사진이다.

　소아과에서 찍은 2010년 7월에 찍은 사진을 비교해보면 3달 사이에 측만증이 진행되어 나간 것을 확인할 수 있다. 성장기 시절에 측만증을 빨리 치료해야 하는 이유이기도 하다.
　7월에 측만증이 되었다는 소아과 진단을 받고, 3달간 나에게 말도 못하고 고민하다
　내원했을 부모를 생각하면 안쓰러웠지만, 나에게 단단히 잔소리를 들었던 것은 확실하다.
　그래도 와서 치료를 받았으니 다행이었던 사례였다.
　물론 측만증을 치료한다고 해서 다리미로 다린 것 같이 완벽하

게 정상곡선을 갖게 되는 것은 아니다. 그러나 통증 없이 다스리며 살 수는 있다.

또 다른 어린이는 뇌성마비 5급이었다

다리를 절고 있었고, 걸을 때마다 아프다고 하는 10살 초등학교 3학년이었다. 내원했을 때 이미 뇌성마비라는 상황이었기 때문에, 치료가 가능할 지 확신이 없었다.

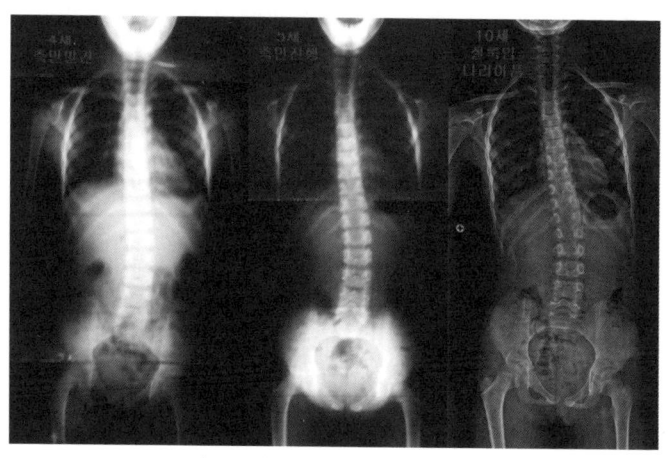

〈사진 5〉 4세부터 진행된 측만증

수기치료라는 것이 〈사진5〉엑스레이에서 드러나는 척추의 비뚤어짐을 바로잡는 동작을 할 수 있어야하는 데 마비가 있는 상태에서 따라하는 것이 가능할까? 라는 질문을 해야했다.

부모는 뇌성마비가 있는 경우 필연적으로 측만증이 온다는 것을 알고 있었고, 이 부모는 나름 최선을 다해서 4세부터 발견된 측만증을 치료하려고 온갖 노력을 했지만, 10세가 될 때까지 계속해서 측만증이 진행 되어서 걸을 때마다 아프다고 하는 상황이었다. 뇌성마비라는 제한이 있기 때문에 치료가 가능할까? 하는 생각이 들었지만, 임상의는 치료를 시도하는 것이 합당한 태도라고 생각하고 있기 때문에 치료를 시도했다. 결과는 나름 소득이 있었다. 아마 5급이라는 가벼운 상태라서 가능했을 치료였다고 생각한다.

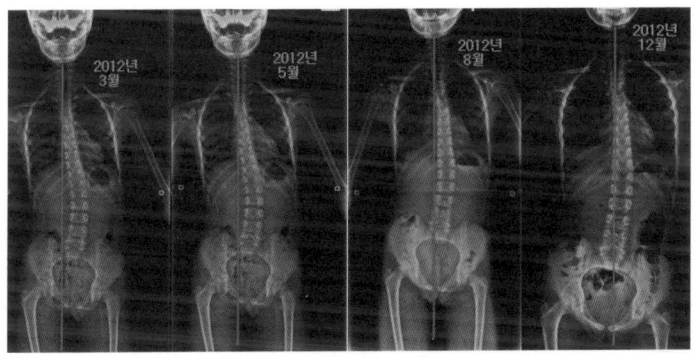

〈사진 6〉 10개월 치료 변화

10살 3월달부터 치료를 시작해서 치료를 종료할 때까지 3달에 1번씩 사진을 찍었다.〈사진 6〉 어린이들은 치료속도가 빠르기 때문에 자주 사진을 찍어 확인해봐야 한다.

치료가 시작되면서부터 오른쪽으로 기울어졌던 어깨가 점점 수

평이 맞아지는 상황으로, 경추 7번과 흉추 1번 극돌기를 연결해서 일직선으로 그은 선이 치료할 때 중심선 역할을 하게 되는데 이 중심선에 척추뼈들이 다가오는 것을 확인 할 수 있다. 중심선을 따라 척추뼈들이 일직선으로 배열되는 것이 정상이다 성장기 어린이이기 때문에 측만증이 더 심해지지 않도록 하는 것만으로도 치료가 유효한 것으로 볼 수 있는 상황이었다. 걷는데 절룩이지 않는 상태로, 걸을 때마다 아프던 것은 사라진 상태에서 치료를 종료했다.

부모에게 아이는 성장 하면서 계속 틀어짐이 발생할 것이니, 적어도 성장기 동안은 반드시 1년에 한번씩 내원해서 척추의 틀어짐에 대해서 치료를 할 수 있는 데까지 해야 한다고 당부를 했지만, 그후로는 그 어린이를 만나지 못했다. 통증없이 잘 살고 있기를 바랄 따름이다.

엑스레이 사진을 보면 교정을 하는 10개월간 키가 자란 것을 볼 수 있다. 키가 자랄 때 측만증은 더 심해지는 것이라서 일찍 치료를 해줘야 한다.

공부해야 해서 치료할 시간이 없어요

학원가야 한다고 치료를 못하겠다는 부모들을 참 많이 보았다. 성장하면서 점점 나빠지고 나면 치료기간은 훨씬 길어지고, 치료비는 늘어나고 아이는 삶의 질이 아주 나빠지고 치료가 완전히 안될 수도 있는 심각한 병인데 측만증 초기에는 아프지 않기 때문에 치료를 가볍게 생각하는 경향이 있다.

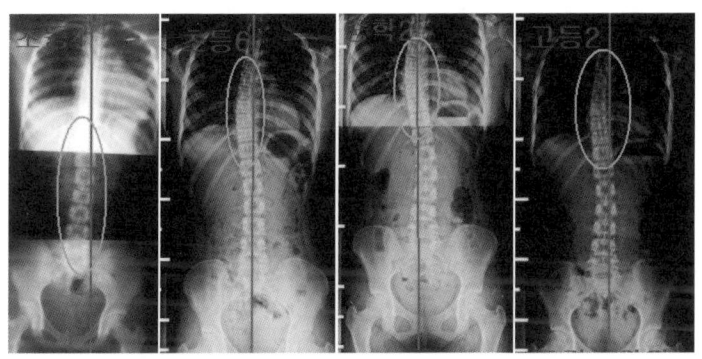

〈사진 7〉 측만증이 진행되어가는 6년간의 과정 사진

이 어린이는 발목 염좌로 내원했는데, 측만증 때문에 발생한 염좌라서 엑스레이 사진〈사진 7〉을 찍어오게 요청했고. 그 결과는 측만증이었다. 측만증 치료를 하자고 설득을 했으나 실패했다.

초등학교 4학년 6학년 중학교 2학년 대략 2년에 1번씩 발목 염좌가 발생하면 와서 발목 염좌만 치료했다. 측만증 치료를 거부한 이유는 아프지 않고, 공부할 것이 많아서 바쁘다는 것이었다. 그리고 3년이 지난 고등학교 2학년때 다시 나타났다. 앉아있기가 어렵게 아프다는 것이었다. 유학간 상태였는데, 그 나라에서 모든 치료를 받았는데 통증이 없어지지 않는다고 방학이 되어서 귀국했다는 것이었다. 이 때 나도 처음 알았다. 측만증으로 아프려면 적어도 발병한지 10년은 넘어야 한다는 것을. 초등학교 4학년 때 요추가 휜 것을 보면 적어도 초등학교 1학년 때부터는 휘어짐이 있었다고 추측이 된다. 그러니 초등학교 1학년 때부터 고등학교 2학년이 되는 동안 척추측만증은 악화되는 중이었지만. 본인은 아프지 않았기 때문에 무심했고, 결국 심각한 통증이 발생한 다음에야 치료를 원하는 것이었다. 측만증을 치료하지 않고 방치하면 어떤 형태로 진행되는지 그 과정을 사진으로 남겨주었던 인상깊은 환자였다. 발목염좌로 처음 척추측만증이 발견되었을 때 치료했으면 서너 달 안에 치료가 끝났을 가능성이 높다. 그러나 고등학교 2학년 때 통증이 발생해서 치료해달라고 오게 되면 치료에 1년 이상 걸린다고 말해준다. 이유는 모르겠지만 9세까지 치료는 대단히 빠르고 10세부터 12-3세 정도까지는 같은 정도로 측만증이 있어도 치료기간이 더 길다. 중고등학교에 가게 되면 치료기간이 참으로 길어진다. 유연성의 정도가 달라서 인 것인지 아님 발병초기라서 쉽게 회복이 되는 것인지는 모르겠다.

몸의 구조에 지대한 영향을 미치는 걸음

환자들에게 바른 걸음이 어떤 것인지 설명할 때 내가 비유를 드는 것은 운전이다. 차의 운전대를 오른쪽으로 돌리면 자동차는 오른쪽으로 회전을 하게 되고, 왼쪽으로 운전대를 돌리면 차는 좌회전을 하게 된다. 발이 우리 몸에서 하는 역할은 이 운전대와 같다.

두발을 11자로 반듯하게 걸으면 우리몸의 척추는 반듯하게 정상을 유지한다.

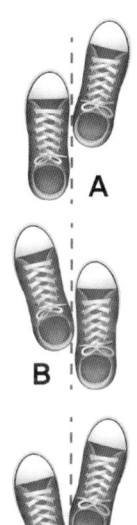

걸을 때 A형태로 걷게 되면 발에서 시작한 틀어짐은 다리를 거쳐 골반 요추 흉추로 이어지면서 오른쪽으로 회전을 하게 된다.

B 형태로 걷게 되면 왼발을 중심으로 척추가 회전하게 된다. 양발이 다 C 형태로 팔자걸음을 걷게 되면 허리뼈는 일직선이 되면서 협착이 생기고, 요추 4,5번에 압박골절이 발생하게 된다.

물론 아주 아주 긴 시간이 지난 다음에 발생하는 일이지만, 매일 매일 두발로 걸으면서 이동하는 인간에게 팔자걸음은 지속적인 압박이 되어서 발목이 아프다가 무릎이 아파지고 고관절이 아파지고 그 전에 허리가 아파지고 뒷목이 아파지고… 이렇게 거의 모든 통증의 원인이 잘못된 걸음걸이에서 시작된다.

어떻게 확신하냐고 질문을 하신다면, 올바른 걸음걸이를 훈련시킨 환자들이 그리고 치료가 끝난 후에도 바른걷기 연습을 하는 사람들에게는 더 이상 통증이 없더라는 결과로 알 수 있었다고 대답할 수 있다. 물론 대부분의 환자들은 요통, 고관절통, 무릎통이 발생해서 다시 내원한다. 그때 확인해보면 내가 가르쳐준 걷기를 하지 않고 있다. 그래서 다시 바른 걷기를 강조하고 걷기를 시키고 현가수기치료를 해주면 빠르게 통증이 없어진다.

내 걸음걸이가 11자로 잘 걷고 있는지를 확인하는 방법은 간단하다

전신거울 앞에 서서 차렷 자세를 취해보는 것이다. 양쪽 무릎 사이가 붙어 있다면 비교적 잘 걷고 있는 것이다. 만약 무릎 사이가 벌어져 있다면, 긴 세월이 흐른 다음에 지팡이를 예약한 것이고, 그곳에 다다르기 까지 수많은 통증과 시술과 수술을 거치게 된다. 그리고 나서도 결국 지팡이와 휠체어 신세를 져야한다.

두 무릎이 붙었다고 안심할 것은 아니다. 아직 무릎이 벌어질 만큼 세월이 흐르지 않아서 일 가능성이 아주 높기 때문이다. 한가지 더 확인해 볼 것이 있다. 양말을 벗고 발가락을 살펴야 한다. 엄지발가락이 제자리에 있는지 아니면 새끼 발가락 쪽으로 기울어져 있는 지 봐야한다.

외반무지라고 부르는 상태를 말하는데, 외반무지를 해결하기 위해서 아주 다양한 도구들부터 특별한 신발까지 비싼 값에 팔리고 있고, 심지어는 툭 튀어나온 엄지 쪽의 **뼈**를 잘라내는 수술을 하기도 하지만 이 또한 걸음 때문에 생긴 것으로 보인다.

양쪽 엄지발가락을 비교해서 새끼발가락 쪽으로 많이 기울어진 엄지 쪽 발이 조금 더 심한 팔자걸음_{팔자걸음은 8자 걸음이 아니고 한자로 여덟 八자를 뒤집어 놓은 형태의 걸음걸이가 아닐까 싶다}을 걷는 중이고 골반과 허리**뼈**는 그 발 쪽으로 회전을 하고 있는 중이다.

녹내장이 발병할 때까지 근골격계 통증을 진료영역으로 삼고 있었기 때문에 내가 한약에 대해서 자세히 공부할 필요는 없었다. 근육의 경직과 인대의 경직을 치료하는 한약 정도만 알면 되었다. 우리가 흔히 말하는 '디스크'라고 부르는 요통의 원인은 그 시작이 걸음걸이에서 시작된다. 20대에 요통이 발생했으면 20년 정도 잘못된 걸음이 쌓여서 통증이 발생한 것이고, 40세에 통증이 발생한 요통과 무릎 통증은 40년의 걸음이 쌓여서 만들어낸 통증이다.

그래서 쉽게 낫지 않는다. 수술을 해도 다시 척추가 비뚤어지는 이유는 척추를 회전하게 만드는 걸음걸이를 고치지 않기 때문이다.

수술했지만 통증이 심한 환자

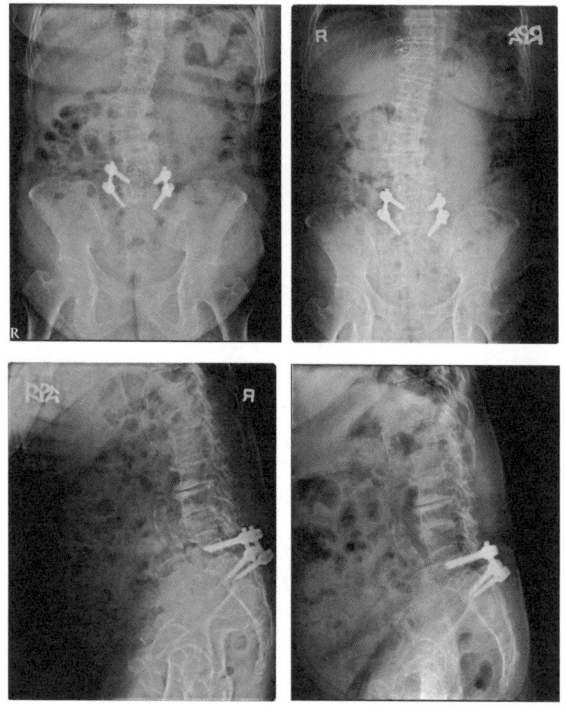

〈사진 8〉 치료전(왼쪽), 치료후(오른쪽)

　76세, 허리가 굽어서 지팡이 신세를 가끔씩 지고 있는 어르신이 치료를 받으러 내원했었다. 그는 40대에 이미 허리 수술을 했고, 30년 동안 계속 요통과 무릎통증에 시달렸다.
　다음의 사진은 76세 어르신을 3달 정도 치료하고 난 다음에 찍은 치료 전후 사진이다.

치료 전 사진을 보면 30년전 수술로 허리를 고정시켰던 핀이 제자리에 있지 않고 흩어진 상태다. 설마 수술을 하면서 핀들이 반듯하지 않게 했을 거라고 생각하기는 어렵지 않은가? 그러니 비뚤어진 것은 수술로 고정시킨 핀이 비뚤어진 것이다.

3달간 치료하고 난 다음에 핀의 위치가 바뀐 것을 확인할 수 있다. 정면 사진보다 옆을 찍은 사진이 조금 더 변화를 보기 쉽다.

굽었던 허리는 훨씬 펴졌고 계단을 오르내릴 때 덜 아프다고 했다.

허리 옆을 찍은 사진에서 치료 전 왼쪽 사진을 보면 고정 핀이 4개로 보인다 오른쪽 치료 후 사진에서는 고정 핀이 3개로 보인다. 굽었던 허리도 정상곡선을 회복하는 경향을 보이고 있다.

3달 치료하고 호전되는 과정인데, 이 분의 남편에게 말기암이 발견되어 병간호를 해야 한다며 더 이상 내원하지 않으셨다. 안타까웠던 어르신이었다. 76세의 어른도 8세의 어린이도 치료는 동일하다. 현가수기치료법을 환자의 상태에 따라서 선택 치료했고, 바른 걸음 걷기를 가르쳤고 그 결과는 늘 성과가 있었다.

바른 걸음걸이란 무엇일까?

보여주는 것이 가장 좋은 방법이지만, 책이라서 불가능하니 이미지를 떠올린다면 모델들의 걸음걸이 또는 책을 머리에 올려놓고 떨어뜨리지 않고 저벅저벅 걸을 수 있는 상태가 바른 걸음걸이이다.

나는 가장 좋은 걸음걸이를 '11자 걸음'이라고 부른다.

안쪽 무릎과 무릎이 서로 스치면서 떼어놓은 걸음에서 엄지발가락의 위치를 선으로 연결하면 그게 일직선으로 그려지는 걸음걸이인 '11자 걸음'이다.

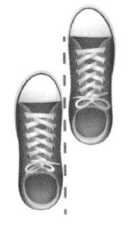

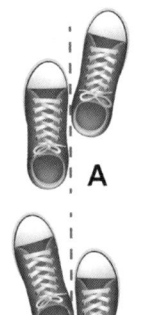

A는 왼발은 일직선으로, 오른발은 팔자걸음으로 걷는 발모양

B는 왼발은 팔자로 오른발은 일직선으로 걷는 발 모양

C는 양발이 다 팔자인 팔자걸음

양발이 팔자걸음으로 걷는 다고 해도 좌우 각도가 같지 않다. 한쪽이 더 벌어져서 걷는다.

더 벌어진 쪽을 축으로 해서 척추는 회전을 한다.

11자로 걷는다고 주장하는 환자들 가운데 진짜로 반듯하게 걷는 분은 딱 한 명 뿐이었다. 대부분은 저 3가지 중에 하나의 걸음 형태를 갖는다. 아주 극히 드물긴 하지만 안짱걸음을 걷는 분들이 있다. 임상 중에 손가락을 꼽을 정도였고, 대부분은 3가지 중에 한 가지로 걷고 있다.

안짱 걸음은 발가락의 방향이 내측으로 향하는 걸음이다.

왼발이 일직선 방향으로 걷고, 오른발이 팔자걸음으로 발가락이 몸의 바깥쪽으로 걷는 걸음을 걷는다면, 발목 무릎 고관절 골반 허리가 다 우측으로 회전을 하게된다. 요추의 방향은 오른쪽으로 가 있는 것을 엑스레이 사진에서 확인하게 된다.

두발이 다 팔자걸음이면 허리뼈는 정상곡선을 잃고 일직선이 되면서 척추사이의 공간이 줄어들게 된다. 결국 디스크가 눌리다가 터지게 되고, 세월이 더 가면 압박골절의 형태로 요추 4, 5번이 깨지게 된다.

수많은 허리관련 체인병의원들이 늘어나고 수술에 새로운 기법이 속속 등장하지만 여전히 요통 환자들은 도처에 넘쳐나고, 결국 휠체어 신세를 지게 되는 과정을 밟고 있다.

걷는 것이 바뀌지 않으면 통증을 면하기가 불가능하다고 생각한다. 물론 나의 의견이다.

뒤로 걷기

11자로 걷기를 추천했지만, 거의 불가능하다는 것을 알게되고 고민을 했다.

어떻게 하지? 그 고민 속에서 발견하게 된 것은 뒤로걷기이다.

뒤로걷기를 글로 설명해보겠다.

'두 발을 딱 붙힌다. -〉눈은 1m 아래 바닥을 바라본다. -〉오른발을 뒤로 보내는데 왼발범위를 벗어나지 않는다. -〉오른발을 내려놓고 왼발을 뒤로 보내는데 역시 오른발을 벗어나지 않게 뒤로 보낸다. -〉이것을 반복한다. '

대단히 쉬운 동작이지만, 5분 정도 시키면 대단히 힘들어한다.

그러나 이 동작을 하고 나면 요통이든 무릎통증이든 상당히 줄어든 것을 알게 된다.

뒤로걷기를 하면서 몸이 흔들리는 것을 경험하게 되는데, 그만큼 척추가 제자리에 있지 않다는 즉 척추측만증이 진행되어있다는 의미이다. 집안에서 해야 한다. 밖에서 뒤로 걷기를 하는 것은 아주 위험하다. 뒤에 눈이 없기 때문에 장애물이 무엇이 있는지 알 수 없어서 다른 사고가 날 수 있다.

급성디스크 상태이거나, 허리가 굽은 분들

 스스로 뒤로걷기를 하기가 불가능하다. 그럴 때는 식탁이나 침대를 잡고 뒤로 걷기를 하면 된다. 식탁이나 침대에 몸을 바짝 붙힌 상태에서 뒤로걷기를 하다가 손을 놓아야할 만큼 침대나 식탁에서 멀어져 있으면 다시 침대나 식탁 앞으로 와서 다시 뒤로 걷기 반복….

 이렇게 하면 힘도 별로 안들고 조금 긴 시간 뒤로걷기가 가능하다.

 뒤로걷기는 돈이 들지 않는 궁극적으로 통증을 없애는 좋은 방법이다. 환자들에게 시켜보면 아플 때만 뒤로걷기 하다가 하다가 통증이 없어지면 잊는다. 그리고 다시 아프다고 내원해서 잊고 있었다고 말한다.

 뒤로걷기를 하면 내가 팔자걸음을 걷고 있을 때 만들어내는 몸의 틀어짐을 정상으로 회복시켜준다. 뒤로걷기를 열심히 하다보면 안 아프던 몸 이곳 저곳이 아파진다. 계단을 오르내리는데 아프다고도 한다. 뒤로걷기 할 때 심하게 아프다고도 한다. 이런 증상들은 뒤틀렸던 몸의 구조가 정상으로 회복하면서 체중이 실리는 곳에 발생하는 통증이고, 그 통증을 넘어서고 나면 다 안 아픈 구간으로 들어간다고 설명해준다. 심지어 오자다리가 심했던 것이 점점 반듯한 다리로 바뀐다. 이런 현상을 임상에서 정말 많이 봤다.

처음에 이런 것들을 깨닫고나서 걱정을 했었다.

아… 다 가르쳐주면, 그래서 환자들이 안 아파지면 난 무엇을 먹고 살지?

그러나 곧 알게 되었다. 환자들은 절대로 말을 듣지 않는다는 것을. 그래서 요즘은 아주 편한 마음으로 친절하게 설명해주고 '아프면 또 오세요' 라고 한다.

"뒤로걷기를 하면 왜 몸이 정상으로 회복되나요?" 라고 묻는 똘똘이 환자들이 있다.

그때 해주는 말은 다음과 같다.

"사람에게는 원상회복하는 능력이 있다. 한번 늘어난 스프링은 탄력을 잃어버리지만, 사람몸은 그렇지 않더라. 바른걸음걸이가 아니고 짝짝이 걸음이나 팔자걸음으로 몸이 비틀어지는 것은, 눈이 이미 기울어진 몸에 맞추어서 시선이 비뚤어진 채로 고정되어있어서 똑바로 걷는다고 해도 결국 비뚤어진 걸음을 걷게 되는데, 뒤로 걷기를 하게 되면 뒤통수에는 눈이 없다. 그래서 뒤로 걷기를 하려고 생각하는 순간 몸은 저절로 바른자세를 하게 된다. 보폭을 자기 발 길이 넘어가지 않게 취하면 훨씬 빠르게 몸이 교정되어서 정상으로 돌아간다."

어찌하다 보니, 내가 한의사로서 다들 불치라고 알려졌던 분야를 주로 치료하며 살고 있었다는 생각이 든다. 늦은 나이에 한의대로 진학하면서 내가 꿈 꾼 한의사는 어려운 병을 치료하는 실력있는 한의사가 아니었다. 그냥 생활하는데 불편한 것들 발목 염좌라던가, 감기라던가 하는 가벼운 것들을 잘 치료하는 의료인이 되고 싶었다.

돈이 크게 안드는 그러나 살면서 삶의 질을 떨어뜨리는 것들을 잘 치료하는 한의사로 살고 싶었는데, 어찌하다 보니 이름만으로도 어마어마한 분야에 들어와 있게 되었다.

다 제비뽑기 같은 것이었다.

모든 병의 근원은 척추측만증이라고 생각하고 그 병을 고치기 위해 고군분투하다가 너무 과로하는 바람에 일찍 세상을 하직한 선배 한의사가 '현가수기치료법'을 완성해놓고 소수의 한의사에게 알려주는 과정 중에 천국으로 가셨다. 그 수기치료법은 정말로 통증을 잘 치료해주는 방법이었다. 그 선배님의 은혜가 높고 깊었다. 환자에 대한 열정은 정말 놀라운 헌신이었고, 현가수기치료법을 개발해내기까지 그의 사고의 깊이는 넓고도 깊었다.

현가수기치료를 시작한지 한 2년쯤 지났을 때, 인근 소도시에서 의원을 하고 있다는 외과의가 내원을 했었다.

"늘 통증 환자를 진료실에서 만나는데, 정말 치료가 안 된다. 늘 도돌이표를 찍고 있는 것 같아서 마음이 어렵다. 친구가 당신 한의원 옆에 있는 방사선과전문의로 있는데 치료되지 않는 통증에 대해서 이야기 나누다가 당신이 치료한 환자들 엑스레이 사진들을 보게 되었고, 내가 직면한 문제를 해결해 줄 수 있는 방법으로 보여서 왔다. 당신이 어떤 방법으로 치료하는지 알려주면 안되겠냐?"

대략 이런 내용의 말을 했었다. 내가 선배로부터 물려받은 유산이 얼마나 어마어마한 것인지 깨닫기에 충분한 사건이었다.

이 선배를 만나 현가수기요법을 배우게 된 것은 행운이었다. 몇 마디 말로 설명하기에는 너무 긴 행운.

그리고 갑작스럽게 급성폐쇄각녹내장이 발병하는 바람에 실명의 공포에서 벗어나기 위해서 고군분투하다가, 10년이나 되는 긴 세월 속에서 한약으로 다양한 치료를 하면서 안압이 15이하를 유지한지 오래된 어느날 녹내장에서 완전히 벗어났다는 진단을 받게 되었다.

지금 나는 눈이 쉽게 피곤해지긴 하지만, 시신경은 더 이상 망가지지 않는 상황에서 살고 있다. 내 눈을 실명에서 구했던 것으로 충분히 좋아서 마음 편하게 살다가, 한쪽은 실명하고 한쪽은 10% 남은 녹내장 환자의 내원으로 시작된 녹내장과의 씨름이었다. 지인의 소개로 오셨던 그 환자를 놓치고 난 다음에 공부를 하기 시작했다.

녹내장이 무엇인지부터 안과 교과서를 읽기 시작해서 공부했고, 도전해 볼 만한 분야라는 생각이 들었다. '밑져야 본전 아닌가?'라는 생각이 들었던 것이다. 급성 중에 급성이었던 급성폐쇄각녹내장을 불과 몇시간 만에 해결하기 시작해서 결국 녹내장 환자가 아닌 상태로 살고 있는지 이미 수년이 지났으니, 천천히 진행되는 녹내장들도 치료 방법을 찾을 수 있지 않을까? 이런 생각에 이르게 된 것이다. 그리고 녹내장 발병한 지 5년쯤 지난 뒤에 한약에 대해서 공부하고 있는 시의학회라는 학회에 가입했다. 그 학회에서는 녹내장을 치료하고 있는 한의사가 이미 있었고, 정상범위이긴 하나 약간 고안압인 상태에서 안압이 유지되고 있을 때 나의 고민을 이렇게 해보라고 알려준 한의사가 있었다. 그 조언대로 한약을 썼고, 그리고 바로 안압이 낮아졌고, 지금은 안약도 완전히 사용하지 않고 산다. 논문으로 발표되지 않았지만 한약으로 치료된 사람들이 이미 있었고, 치료하는 한의사가 있었다는 뜻이다.

녹내장의 공포를 경험하지 못하면 그게 얼마나 두려운 일인지

상상이 안 될 것이라고 생각한다. 발병하던 날 통증에 시달리면서도 정작 두려움은 '실명하고 어떻게 산단 말인가!' 이런 것이었다. 대단히 두려웠다. 달리 설명도 표현도 안 되는 공포였다.

'더 이상 녹내장환자가 아닙니다!' 라고 선언해주던 안과 선생님의 목소리가 구원의 소리처럼 들려서 안과를 나와서 눈물을 흘렸던 순간은 내 인생에 아주 행복한 순간 중 하나였다. 이런 기쁨을 날마다 두려움에 시달리는 녹내장환자들에게 제공해 줄 수 있다면 한의사가 된 보람이 넘칠 것 같다. 한약으로 녹내장 진행이 멈춘 사례가 이미 3건이 논문으로 보고되었다. 녹내장 진행이 멈춘 사람이 3명이나 있다면 한약치료를 시도해 볼 만한 증거가 되는 것이 아닐까?

눈주변을 자극하기

손가락을 90도로 세워서 눈썹을 따라 꼭꼭 눌러주면 빡빡하던 눈이 편안해진다.

얼굴뼈의 구조에서 눈동자가 있는 공간이 있다. 그 뼈를 따라 자극해주면 역시 눈이 대단히 편해진다. 동그란 형태를 따라 윗부분은 아래부분에서 위로 자극해주고, 아래부분은 뼈의 윗부분에서 아래쪽으로 꼭꼭 눌러주면 대단히 아프지만 시원해진다.

관자놀이라고 하는 부분도 자극해주면 편해지고, 광대뼈 아래도 자극해주면 눈이 편해진다.

양쪽 턱 앞에 있는 교근음식먹을 때 씹을 수 있게 해주는 근육을 자극해 줘도 눈이 시원해진다. 하루에도 여러 번 해주면 눈이 편안해질 것이다.

눈이 빡빡하고 피곤할 때

뒷머리와 목이 만나는 지점이 있다. 머리카락이 나는 마지막 선인데 그곳을 따라 손가락으로 아래에서 위쪽정수리쪽으로 꼭꼭 눌러주면 눈의 무거움과 피곤함이 줄어든다.

두개골이 끝나는 지점이다. 내가 녹내장 환자들에게 침을 놓아주는 곳이기도 하다.

2부 / 녹내장 치험례 논문

- 古方을 통한 급성 폐쇄성 녹내장의 한방치험 1례
- 고방을 통한 정상안압 녹내장의 한방치험 1례
- 정상안압녹내장환자의 치험1례

古方을 통한 급성 폐쇄성 녹내장의 한방치험 1례

한기은(현가한의원), 강은정(보성한의원)

A Case Report of Acute Angle Closure Glaucoma Patient Treated with Go-bang

Han gioen, Kang Eunjeong

Hunga Korean Medicine Clinic, Bosung Korean Medicine Clinic

Objectives: This is a case report on the treatment of one patient with acute angle-closure glaucoma using traditional Korean medicine.

Methode: We assessed the progression of acute angle-closure glaucoma by analyzing Optical Coherence Tomography(OCT) results.

Results: Acute angle closure glaucoma did not progress to OCT after treatment.

Conclusion: We obtained results from OCT examinations indicating that the progression of acute angle-closure glaucoma had ceased after Korean herbal medicine treatment.

Key Words : *Acute angle closure glaucoma, Korean medical treatment, Go-Bang* *breathing*

서론

녹내장은 시신경유두의 변화와 시야 결손을 일으키고 심하면 실명에 이르는 눈 질환이다. 녹내장은 크게 폐쇄각 녹내장, 개방각 녹내장, 스테로이드성 녹내

- Received : 23 February 2023
- Revised : 10 April 2023
- Accepted : 10 May 2023
- Correspondence to : Han gi oen

  Hunga Korean Medicine Clinic. Sane, 10-gil, Jochiwon-eup, Seojong-si, Republic of Korea

  Tel : +82 10 4422-9902, Fax : +82-0303-3442-1070, E-mail : hangi60@hanmail.net

장, 신생혈관 및 출혈성 녹내장, 선천성 녹내장으로 구분한다. 이 중 폐쇄각 녹내장은 후방 압력의 갑작스러운 상승으로 우각이 폐쇄되어 발생하는 것으로, 48시간 이내에 안압을 낮추는 치료가 필요한 응급 질환 중 하나다.[1]

선천적으로 주변부 홍채의 모양이 다른 사람보다 앞쪽으로 위치해서 전방각이 잘 막히는 고원홍채, 홍채 뒤에 있는 수정체가 백내장 발생이나, 기타 여러 이유(볼록 렌즈 사용하는 원시, 아시아인, 여성) 등이 폐쇄각 녹내장의 원인으로, 홍채를 밀면서 전방각이 막히는 수정체 유발 폐쇄각이 폐쇄각 녹내장의 원인 이 된다[2]고 지적되고 있다.

녹내장 치료와 진행 억제와 관해서는 안압 조절이 가장 중요한 요인으로 알려져 있다. 녹내장의 약물 치료, 수술적 치료 등은 모두 안압을 하강시키는 것을 목적으로 하고 있다.[3]

안압을 낮출 수 있는 한약으로 분류된 것은 없으나, 결과적으로 설사를 일으키는 약제들은 급성으로 발생한 고안압을 떨어뜨리는 효과가 있다고 볼 수 있다.

본 저자는, 2010년 1월 급성 폐쇄각 녹내장이 발병하여 2020년 2월 녹내장의 진행이 중지되었다는 진단을 안과의로부터 받았고, 6월에 진단서를 발급 받았다.

고방(상한론 중심의 처방군)을 사용해서 진행성 질환인 녹내장이 진행하지 않는다는 것을 빛간섭단 층촬영기(Optical Coherence Tomography, OCT)측 정으로 확인 할 수 있었다는 점에서 의미있는 사례 보고라고 하겠다.

연구대상 및 방법

1. 연구 대상

2010년 1월 6일 급성 폐쇄각 녹내장이 왼쪽 눈에 발병하여 **안과를 거쳐 OO대학병원으로 의뢰되어 2016년 2월까지 OO대학병원 안과에서 진료를 받았으며, 2017년부터는 OO안과에서 진료를 받고 있는 1명을 대상으로 하였다.

2. 진단방법

안과에서 시행하는 각종 검사들 가운데 OCT 기 준으로 녹내장 진행 정도와 진행정지 판정을 기준으로 삼았다.

1) OCT 검사

녹내장은 망막신경 섬유층 두께가 감소하는 진행성 시신경병증으로 OCT는 망막신경섬유층(Retinal Nerve Fiber Layer, RNFL)의 단층을 측정하는 검사다.[4]

3. 치료 방법

1) 안과치료

레이저홍채절개술과 백내장 수술, 안약을 투약함.

2) 한약치료

환자의 몸 상태에 따라서 고방(상한론중심의 처방 군)에 나오는 다양한 처방을 급성폐쇄각녹내장이 발병한 2010년 1월 6일부터 투약했다.

증례

1. **환자** : 한**(F/발병시 48세)
2. **발병일** : 2010년 1월 6일 아침
3. **치료기간** : 2010년 1월 6일 - 2020년 2월
4. **주소증** : 왼쪽 눈 급성 폐쇄각 녹내장
5. **과거력** :
    - 2009년 가을 한의사 모임에 갔다가 심각한 두 통이 발생, 식체인듯 하여 침 치료를 받았으나, 눈을 뜰 수 없는 심각한 두통이 없어지지 않았 고, 왼쪽 눈에 통증과 두통으로 운전을 못하고 대신 운전해주는 차를 타고

- 귀가 한 적이 있었음.
- 그때 침 치료 해준 한의사가 눈에 이상이 있는 듯하다고, 꼭 안과에 가보라고 해서 다음날 안 과에 갔지만 안과에서는 이상이 없다고 함.
- 두통과 안통은 모임을 중지하고 집으로 돌아오는 길에 저절로 해소됨.
- 00대학병원에서 처음 진료했던 진료의가 그때가 첫 번째 급성 폐쇄각 녹내장이 발병했던 것 같다고 이야기 해줌.

6. 가족력 : 없음
   - 00대학 담당의가 일반인보다 전방각이 좁다고 이야기 해줌. 이런 경우 대체로 가족력(유전적 인 소인)이 있을 가능성이 있다고 함. 가족 중에 눈에 문제가 있는 사람은 없음.

7. 녹내장병력경과 : 2010년 1월 6일 급성폐쇄각녹 내장이 발생.
   - 2020년 2월 급성폐쇄각녹내장 진행이 중단되었다는 진단받음.
   - 2020년 6월 급성폐쇄각녹내장 진행이 중단되었다는 진단서를 발급받음.

8. 치료경과
   ### 8-1. 발병일 한약과 안과의 치료
   - **안과에서 링거를 맞았으나 변화가 없어서 00대 학병원으로 전원됨.
   - 00대학 안과에서 대단히 달은 약을 복용했으나 안압(65mmHg)이 떨어지지 않음.
   - 담당의(레지던트추정)가 레이저홍채절개술을 시도했으나, 안압이 높아서(두꺼워서 뚫리지 않는 다고 함) 시술 실패.
   - 녹내장 수술을 권고해서 수술 결과를 질문, 수 년 내에 반드시 재발하고 그때는 실명하게 된다는 설명을 듣게 됨. 한의사임을 밝히고, 체한 것 같다고 이야기 하고, 이에 관한 한약을 먹어보겠다고 이야기 함.
   - 자원 4알과 조위승기탕 1봉을 함께 복용하고 2시간 정도의 지속적인 구토 복통 설사 이후에 머리가 깨질 것 같았던 두통과 안통이 사라지고, 왼쪽 눈으로 사물이 또렷하게 보이기 시작함.

Table 1. 한약치료과정

치료기간	한약처방	한방목적과 결과	복용법	참조
2010.1.6 발병일	자원4알 조위승기탕 1봉	식체를 치료하기 위해 선방. 안압은 15mmHg 로 하강	동시복용	2시간 복통설사 후 두통과 안통 사라짐
2010. 1.9. 퇴원일→ 2013 12월	자원4알	안압 떨어지는 것을 확인후, 결독치료를 위해 복용. 정상 안압 범위 유지됨	매일1회 퇴근후	결독의 치료는 선방한처방으로 시작된 설사가 끝나야 치료가 끝난다는 개념 때문에 긴 시간 복용함.
	조위승기탕	식체는 해소 되었으나, 결체수독 치료가 필요함. 정상안압유지	1일1-2회	
2014년-2020년 2월	자원4알	재발되는 결독 예방치료	1달1회	녹내장에 대한 치료가 아니라 증상을 따라가는 대증치료를 했다. 발병일 안과의 처치로 안압이 떨어지지 않는 상태를 반나절 정도 지속되는 경험을 하고 난 다음 한약이 보여준 즉각적인 안압강하 효과가 알려준 치료법이었다
	후박제: 소승기탕 후박삼물탕 후박칠물탕	복부창만 : 결독과 함께 가장 두드러진 특징이 복부창만이었음. 정상안압 유지됨	1일 1-3회복용. 1일 3번 다 다른 처방을 복용하는 시기도 있었다.	
	황련제 : 삼황사심탕 사심탕	후박제 중 소승기를 복용하는 과정에서 복통이 발생, 복통을 치료하기 위해서 황련제 선방.	처방을 합방해서 복용하지는 않았다. 단독처방만 복용하는 시기도 있었다.	
	작약군 : 계지가작약탕, 지실작약탕, 건중탕류	눈동자의 구련, 복부의 구련과 같은 근육의 구련과 리급을 치료하기 위해 작약을 선택하고 당시의 증상을 고려해서 선방했다. 결흉을 치료하기 위해서선방함.	대함흉탕 1번 사심탕1-2회 같은 방법으로도 복용.	
	함흉제: 대함흉탕 대함흉환			
2020년 2월 이후	자원4알	결독 재발 방지가 목적	3-4개월에 1회	

- 담당의였던 레지던트(추정) 대신 안과교수가 진료. 안압이 15mmHg로 떨어졌다고 이야기 해주고 레이저홍채절개술을 실시함. 입원해서 다양한 안약을 계속해서 투약하고 1월 9일 퇴원.
- 이하 Table 1에서 발병일부터 녹내장 진행이 멈추었다는 진단받기까지의 한약 치료 과정을 정리 제시함.

8-2. 침치료

녹내장 발병 후 퇴원한 2010년 1월 9일 이후로 양측 睛明(BL1), 攢竹(BL2), 絲竹空(TE23, 瞳子髎 (G1), 承泣(S1), 魚腰穴(EX-HN4)에 일회용 Stainless 호침(동방침, 0.16×40㎜)을 사용하여 1일 1회 30분 동안 留鍼하였다.

8-3. 동의서 작성

동의서 작성함

8-4. 검사결과

2010년 검사결과가 없다. 2020년에 챠트 복사를 하러 OO대학에 갔었기 때문에, 녹내장이 발병했던 당시의 검사결과지는 보존되지 않고 있었다.2011년과 2014년의 검사는 OO대학병원에서 실시한 것이고, 2017년 이후는 OO안과에서 검사한 결과이다. 서로 다른 기계로 OCT 촬영이 된 것이라서, 분석에 있어서, 두 기간으로 나누어 하는 것이 해석의 오차를 줄이는 것이다. 시신경유두함몰은 녹내장성 시야 변화가 나타나기 전 발생한다. 시신경 유두 가운데 파인 부분을 시신경유두함몰(cup, cupping)이라고 하며 유두함몰(optic cup)의 크기가 시신경유두 (Optic Disc)의 전체 크기에 비해 커지는 현상을 Cup/Disc ratio 증가(C/D비 증가)라고 하며 한국인의 정상 C/D비는 0.6이며 두 눈의 C/D 차이는 0.2 이하다1).

Table 2. 주요처방과 약물의 약성

처방명	구성약제 (단위g)	주요약성
자원	행인, 파두, 대자석, 적석지 (원외탕전에서 구매해서 복용)	행인[5] 主治胸間停水也. 故治喘咳 而旁治短氣 結胸 心痛 形體浮腫
조위승기탕망초	4 대황8 감초4	망초 芒硝主藥堅也 故能治心下痞堅心下石硬 小腹急結 結胸 燥尿 大便硬 而旁治宿食 腹滿 小腹腫痞之等 諸般難解之毒也 대황 主通利結毒也, 故能治胸滿, 腹滿, 腹痛, 及便閉, 小便不利, 旁治發黃, 瘀血, 腫膿 감초 主治急迫也, 故治裏急, 急痛, 攣急, 而旁治厥冷, 煩躁, 衝逆之 等諸般迫急之毒也
소승기탕후박 후박삼물탕후박	4 지실4 대황8 16 지실10 대황8	후박[5] 主治胸腹脹滿也, 旁治腹痛 지실[5] 主治 結實之毒也. 旁治 胸滿 胸痺 腹滿 腹痛.
후박칠물후박	16 대황6 지실10 계지6 생강10 감초6 대조5	계지[5] 主治 衝逆也. 旁治 奔豚 頭痛 發熱 惡風 汗出 身痛. 생강 主治嘔, 故兼治干嘔噫噯逆. 皺) 대조 主治攣引强急也. 旁治 咳嗽, 奔豚 煩躁 身疼 脇痛 腹中痛.
사심탕대황	6 황금6 황련6	황련[5] 主治 心中煩悸也. 旁治 心下痞 吐下 腹中痛. 황금 主治 心下痞也. 旁治 胸脇滿 嘔吐 下利也.
대함흉탕(대함흉환)	대황16, 망초10, 감수1(+정력, 행인)	감수 主水也, 旁治掣痛咳煩, 短氣, 小便難.心下滿.主治水病也, 旁治肺癰結胸. 정력 主治 水病也. 旁治 肺癰結胸.
지실작약 지실	8 작약8	지실[5] 主治結實之毒也. 旁治 胸滿 胸痺 腹滿 腹痛. 작약[5] 主治結實而拘攣也. 旁治腹痛, 頭痛身體不仁, 疼痛腹滿, 咳逆 下利腫膿.
소건중계지	8 작약12 생강6 대조6 감초6 교이16-20	교이 膠飴之功, 盖似甘草及蜜, 故能緩諸急. 皺)

C/D비는 2011년과 2014년까지의 수치와, 2017년 이후의 수치에서 차이가 많이 난다.

기계의 차이인지, 녹내장에 의한 악화인지 판단할 수 없다. 다만 2017년 이후 평균 C/D비는 소수 2자리 수에서 증가하는 양상을 보이고 있다. 노화에 따른 증가로 해석이 가능할 것이다.

2011년 검사결과

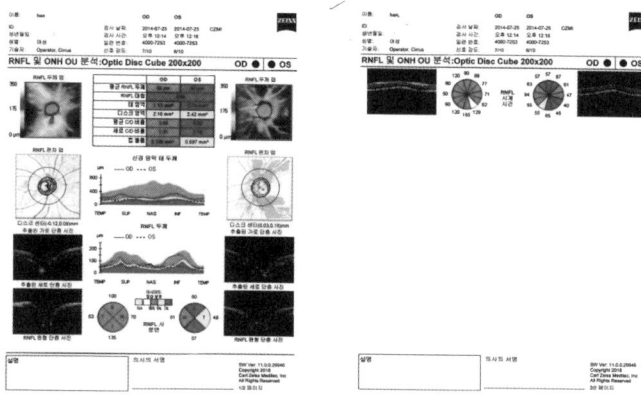

Fig. 1.

2011년 검사지분석 : 우안의 평균 C/D비(Cup/Disc ratio)과 수직 C/D 비는 각각 0.57, 0.59인데 반해 좌안의 평균 C/D비는 0.8, 수직 C/D비율은 0.76이었다. 좌안의 망막신경섬유층검사에서 Red-free 필터를 적용했을 때 명확하게 결손 부위가 확대되어 있는 상태를 관찰할 수 있었다. 신경 망막 테 두께 그래프에서 우안은 모든 영역에서 녹색 범위 내에 있어 정상이나 좌안은 노랑이나 빨간 영역으로 낮아져 있는 곳이 생겼고 망막섬유층이 다른 곳보다 두꺼워야 되는 영역에서도 우안과 비교했을 때 좌안의 높이가 낮다. 좌안에서 비측 분면의 두께는 정상이나 이측 분면의 두께가 낮고 특히 상측과 하측 분면의 두께가 뚜렷하게 낮음을 알 수 있다.

Table 3. zeiss로 측정된 수치

	Average thickness RNFL	평균C/D비	수직C/D비
2011	65㎛	0.80	0.76
2014	57㎛	0.82	0.78

Table 4. Topcon으로 측정된 수치

	RNFL두께	C/D비
2017	58㎛	0.90
2018	64㎛	0.91
2019	59㎛	0.92
2020	63㎛	0.94

2014년 검사결과

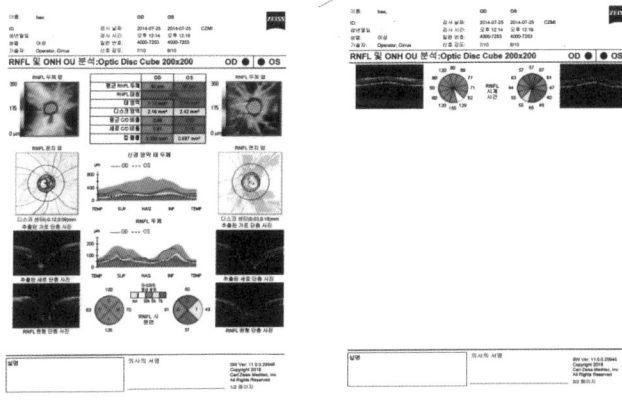

Fig. 2.

2014년 검사지분석 : 좌안의 테 영역은 2011년도에 0.87㎟에서 0.74㎟으로 감소하였다. 평균C/D비와 수직C/D는 각각 0.82와 0.78로 2011년도에 비해 증가하였 다. 신경 망막 테 두께 그래프에서 이측 분면의 두께는 다소 회복되었으나 여전히 상측과 하측 분면의 두께는 낮은 상태였다.

2017년 검사결과

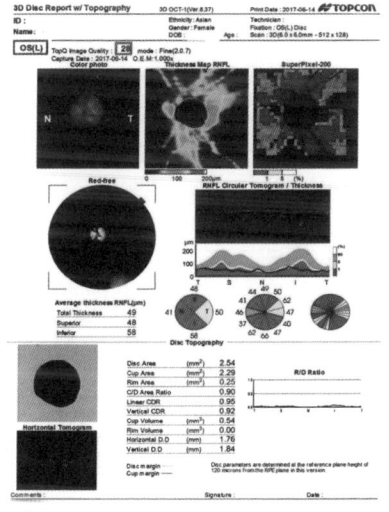

Fig. 3.

2017년 검사지분석 : 좌안의 C/D비는 0.90으로 2014년도에 비해 증가하였다.
신경 망막 테 두께 그래프에서 이전까지 정상 범위였던 비측에도 두께가 현저히 낮아졌음을 알 수 있다. 2014년도 측정한 기계와 2017년에 측정한 기계가 서로 달라서 기준치에 차이가 있을 것이라서 오차가 있을 것으로 추측된다.

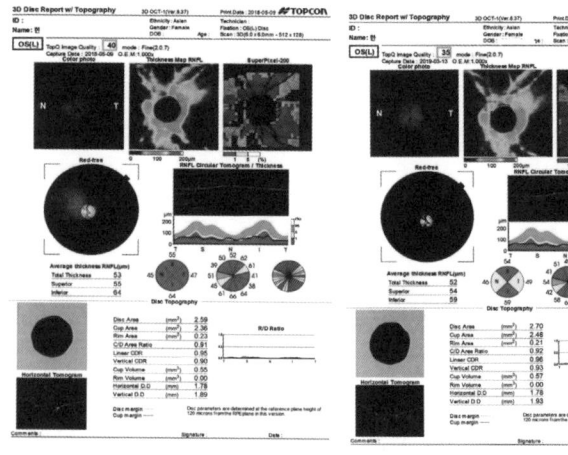

Fig. 4.

2018년 검사지분석 : 좌안의 C/D비는 0.91로 전년 대비 증가하였다. 신경 망막 테 두께 그래프에서 사분면 모두 망막섬유층의 두께가 뚜렷하게 낮음을 알 수 있었다. 하지만 비측 영역에서는 두께가 다소 회복된 부분도 관찰할 수 있다.

Fig. 5.

2019년 검사지분석 : 좌안의 C/D비는 0.92로 전년도에 비해 증가했다. 하지만 신경 망막 테 두께 그래프에서 상하측 분면의 두께는 여전히 낮으나 비측과 이측 분면의 두께는 다소 회복한 양상을 관찰할 수 있다.

RNFL은 나이에 따라 수치가 작아지는 쪽으로 진행되는데, 즉 녹내장과 관계없이 노화에 따른 감소의 방향으로 진행된다는 것인데, 2011년부터 2020년까지 두께를 보면 얇아졌다가 높아졌다를 반복하고 있다. 녹내장 환자에게서는 어떤 변화 추이를 보이는 지 확인할 필요가 있다.

8-5. 양방의 치료

1. 2012년 겨울 백내장 수술을 권고 받음.
- 2013년 2월 왼쪽 눈(폐쇄각녹내장 발생한) 백내장 수술을 함.
- 녹내장이 있는 경우, 백내장이 있을 때 백내장 수술을 하면 안압이 낮아진다고 함.

8-6. 양방치료의 중단

- 2017년 직장의 위치가 바뀌어서 직장과 가까운 안과로 옮김.
- 2018년부터 안과전문의로부터 녹내장 진행이 안 되는 것 같으니 안약 투약을 중지하자는 권고를 받고, 1일 2회 투약하던 코솝을 저녁 1회로 2019년 12월까지 투약함.
- 2020년 1월 1일부터 코솝 투약 중지.
- 2020년 2월 26일 정기 검진에서 2달간 투약 중지했음을 담당의에게 알림.
- 녹내장 진행이 멈추었다는 진단을 받음.
- 2020년 6월 급성 폐쇄각 녹내장 진행이 중단되었다는 진단서를 발급받음.

2020년 검사결과

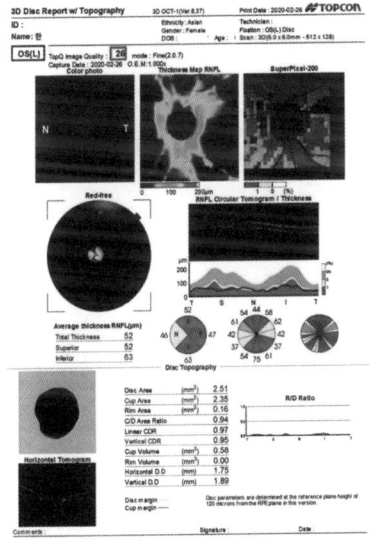

Fig. 6.

2020년 검사지분석 : 좌안의 C/D비는 0.94로 전년 대비 증가했다. 이측 분면과 상하측 분면의 망막섬유층 두께는 여전히 낮은 상태를 보였으나 2019년도에 비해 악화된 정도는 크지 않음을 관찰할 수 있었다. 오히려 하부 망막섬 유층 두께는 2019년도에 59㎛에서 63㎛으로 증가한 것을 알 수 있다.

고찰

급성 폐쇄각녹내장환자의 응급 치료로는 베타차단제(2%, Mikelan), 탄산탈수효소억제제(Daranide) 및 축동제(2%, 4% Pilocarpine)를 사용하며, 만니톨액이나 세로락 등 고삼투압용액제를 정맥주사하기도 한다. 응급 약물 처치 후 우각경검사를 통해 홍채 주변부 전유착 유무를 관찰한다. 홍채 주변부 전유착이 없거나 경미하면 홍채절제술을 시행하고, 유착이 광범위한 경우 홍채절개술에 병행해서 섬유주절제술을 시행하여 새로운 방수유출로를 만들어준다.[7]

프로스타글란딘 제제는 녹내장 단일 약제 중 가장 안압 하강 효과가 크나 부작용으로 결막충혈, 이물감, 눈 주변 색소 침착, 낭포 황반부종, 헤르페스 각막염 등의 재발이 보고된 바 있다. 베타차단제는 20~25%의 안압 하강 효과가 있으나 전신으로 흡수 될 수 있어 폐질환이나 심장질환이 있는 경우 사용이 권고되지 않으며 기타 우울감, 피로, 발기부전, 혈압 감소 등이 있을 수 있다. 탄산탈수호효소억제제 중 경구 약제는 30~40% 안압 효과를 가지나 설폰아마이드 알러지 기왕력이나 신장 및 간질환 환자, 전해질 이상이 동반된 경우 권고되지 않으며 특히 스티븐-존슨 증후군(Steven-Johnson syndrome)과 같은 과민반응을 동반할 수 있어 주의가 필요하다. 알파작동제는 혈관-뇌 장벽을 통과하는 성질 때문에 소아 환자에게 금지약물이며 눈꺼풀 후퇴, 알러지성 눈꺼풀 결막염, 전신적으로 코 및 구강 건조, 서맥, 혈압 하강 등의 부작용이 있다. 콜린작동제는 섬모체 근육뿐만 아니라 홍채 조임근도 수축시켜 근시를 유발할 수 있으며 포도막염 녹내장, 신생혈관 녹내장, 수정체 팽대 녹내장에서는 사용하면 안되고, 천식, 서맥, 저혈압 등이 동반된 환자에게도 권고하지 않는다. 고삼투압제제는 글리세롤, 만니톨 등이 있으며 삼투압을 이용해 안압을 하강시키는 약물로 심부전이나 신부전 환자에게서는 금지약물이다.[7,8]

기존의 녹내장 점안액의 경우 주로 방수의 생성억제 및 부배출로를 통해 방수의 유출을 증가시키는 기전이었다면, 최근에 개발되고 있는 약제들은 주배출로를 주치료 타겟으로 하며, 대표적인 신약으로는 Rho-Kinase inhibitor과 산

화질소 공여제 등이 있다.9,10)

급성폐쇄각녹내장의 치료는 점안 약제나 전신 약물을 투여 후, 안압을 하강시킨 다음에 레이저홍채절개술을 시행하는 것이 일반적이다. 그러나 동양인의 경우 홍채의 해부학적 특성에 의해 레이저홍채절개술 시행시 염증과 홍채색소의 확산으로 섬유주를 폐쇄시킬 가능성이 높아 수술 후에도 재발 가능성이 높고 41.5%에서만 장기적인 안압 조절이 가능하다고 보고되었다.11,12)

백내장이 동반된 급성폐쇄각녹내장 환자들의 경우 초기 치료에 수정체유화술을 시행한 경우가 레이저 홍채절개술을 시행한 군에 비해 시력 및 안압 조절이 뛰어나고 합병증 및 평균 안압 하강제 요구량이 감소하는 것으로 나타났다.13) 하지만 부작용 및 합병 증으로 각막부종, 좁아진 전방으로 인한 굴절 예측의 어려움, 수술 중 각막내피세포의 손상 가능성이 높은 것으로 알려져 있다.14)

평균 RNFL 두께는 한국인의 경우 100.2 ±10.9 ㎛로 나타났으며 나이가 10년씩 증가할때마다 0.8㎛ 씩 감소하며 특히 비측과 하측 분면 영역에서 두께의 변화가 발생한다면 병리적인 변화를 나타낼 수 있으므로 주의깊게 관찰할 필요가 있다고 한다.4)

한의학에서 급성 폐쇄각 녹내장은 綠風內障에 해 당된다. 급성 발작시에는 실증으로 肝膽風火, 痰火上壅, 肝鬱氣滯 위주의 병인이 되어 주로 綠風羚羊飮加減, 將軍定痛丸加減, 丹梔逍遙散 등의 처방을 응용한 다. 만성인 경우에는 氣血失和, 陰虛陽亢으로 주로 吳茱萸湯加減, 阿膠鷄子黃湯加減 등을 이용한다1).

이 치험례의 경우, 한의학 문헌에 소개된 처방에 의존하지 않았다.

갑작스러운 격렬한 두통과 안통으로 시작된 급성 폐쇄각녹내장을 치료하는 절박한 과정에서 발병자의몸 상태에 따라 처방했던 자원과 조위승기탕이 극적인 효과, 즉 안압이 65mmHg에서 15mmHg로 즉시 떨어지는 효과를 내었기 때문에, 그 후로도 치료 처방은 발병자의 몸 상태를 개선하는데 초점을 두고 선방하게 되었다.

치험례에 사용된 처방들은 크게, 결흉을 치료하는 함흉제와, 복창만, 유착과 구련을 치료하는 처방, 단기와 흉비를 치료하는 처방으로 요약할 수 있다.

높은 안압이 녹내장의 원인이지만, 무엇이 안압을 높이는가에 대해서는 아직 명확하게 제시되지 않고 있어서 선택할 수 있는 선택지가 없었다. 그래서 발병일에 경험한 식체에 의한 안압상승을 치료했던 것을 기준으로 삼아서 치료를 했다. 식체가 도화선이 된 발병이었지만, 이미 그 이전에 호흡대사와 소화대사의 문제가 발생 진행되었다는 것을 치료과정에서 역으로 확인 할 수 있었다.

치료 초기에 급성폐쇄각녹내장으로 실명했던 2명의 사람에게서 발병 당시 소화가 잘 안되고 있었다는 점, 한쪽 눈에서 시작되어서 수술도 했지만 수년 내에 양쪽을 다 실명하게 되었다는 사실을 확인한 바 있다. 초기 치료에서 소화기 문제에 집중했던 이유였다.

안압을 낮추는 약물만으로 녹내장의 진행을 중지 시킬 수 없는 것이 현실이다. 앞으로 녹내장 치료를 함에 있어서 소화, 호흡과 같은 대사상의 문제들 가운데 환자가 가장 두드러지게 갖고 있는 부분에 집중해서 치료해 나간다면 실명까지 가지 않을 수 있는 치료법을 찾아갈 수 있을 것이라 생각한다.

2010년에 발병하여 2020년에 치료 종료까지 10년이라는 긴 시간이 걸렸지만, 환자의 상태에 따라 적절한 치료설계를 하면 치료기간은 단축할 수 있을 것이라고 생각한다.

점차 진행성으로 발전하는 질환의 특성에도 불구하고 그 진행을 중지시킬 수 있는 방법이 알려지지 않는 현재 상황에서, 한약 치료로 가장 응급을 요구 로 하는 급성폐쇄각 녹내장의 안압을 극적으로 떨어뜨리고, 계속되는 한약 복용의 결과 결국 녹내장이 진행이 중지되었다는 진단을 받게 되었다는 점에서 이 치험례는 의미가 있다고 하겠다.

이 치험례의 한계는, 1례에 그친다는 점, 여러 종류의 한약을 복용하였기에 특정 한약의 효과를 뚜렷 하게 단정할 수 없지만, 그 모든 것이 어떻게 작용해서 녹내장의 진행을 멈추었는지는 앞으로 더 많은 치험례가 보고되면서 치료의

표준을 찾아갈 수 있을 것이라 기대한다.

결론

본 치험례는 급성폐쇄각녹내장이 발생한 날에 어떠한 안과적인 처치에도 반응을 보이지 않다가, 자원과 조위승기탕이라는 한약으로 즉각 안압을 떨어뜨렸다는 것으로 시작되었다. 발병일 이후 10년간 지속적인 한약치료와 침치료를 한 후에 급성폐쇄각녹내장이 진행되지 않고 있다는 진단을 받고, 모든 안과적인 처치(안약 점안)를 중지하고, 1년에 1회씩 안과 정기검진으로 지낸 지 3년이 지나가고 있다는 결과에 대한 보고이다.

안약을 점안하는 눈에 집중하는 치료와 동시에 몸의 전체적인 상태에 대한 치료로 확장할 때 녹내장의 진행을 멈출 가능성을 이 치험례가 제시했다. 비록 1례에 불과하지만, 치료 가능성이 확인되었으니 40대 이후의 유병률이 4% 정도 되는 녹내장 환자들에 대한 적극적인 치료 시도가 있기를 기대하는 바 이다.

이 치험례가 불치 또는 난치로 여겨지는 녹내장치료에 있어서 다양한 시각으로 치료의 방법이 개발되는 도전의 시작이길 기대한다.

참고문헌

1. The society of Korean medicine Ophthalmology, Otolaryngology & Dermatology. Text ofTraditional Korean Dermatology & Surgery. Seoul:Globooks. 2022:(149-53)
2. All About Glaucoma: New Diagnostics and Treatment Kim,Yongyeon; Hwang, Younghoon. korea uni. publishing house.2020:(35-79)
3. Choi JA, New classes of glaucoma medical treatment. J Korean Med Assoc. 2019;62(9): 497-504.
4. Choi YA, Joo BC. Retinal Nerve Fiber Layer Thickness Messured by Spectral Domain Optical Coherence Tomohrapy in Healthy Koreans. J Korean Ophthalamol Soc. 2018; 59(6):537-42.
5. Yakjing Yoshimasu todo original. Kim,Jong-oh Mulgogisup 2021:(35-386)
6. Hong SK, Sung JK, Kun JY. Clinical Study on Primary Acute Angle Closure Glaucoma. J Korean Ophthalmol Soc. 1995;36(3):139-44.
7. Choi JA, New classes of glaucoma medical treatment. J Korean Med Assoc. 2019;62(9): 497-504.
8. Kalouda P, Keskini C, Anastasopoulos E, Topouzis F. Achievements and limits of current medical therapy of glaucoma. Dev Ophthalmol. Basel:Karger. 2017:(1-14)
9. Tanna AP, Johnson M. Rho kinase inhibitors as a novel treatment for glaucoma and ocular hypertension. Ophthalmology 2018;125(11): 1741-56.
10. Medeiros FA, Martin KR, Peace J, Scassellati Sforzolini B, Vittitow JL, Weinreb RN. Comparison of latanoprostene bunod 0.024% and timolol maleate 0.5% in open-angle glaucoma or ocular hypertension: the LUNAR study. Am J Opthalmol 2016;168:250-9.
11. Aung T, Ang LP, Chan SP, Chew PT. Acute primary angle-closure: long-term intraocular pressure outcome in Asian eyes. Am J Ophthalmol 2001;131(1):7-12.
12. Khokhar S, Sindhu N, Pangtey MS. Phacoemulsification in filtered chronic angle closure glaucoma eyes. Clin Experiment Ophthalmol. 2002;30(4):256-60.
13. Lee CH, You IC, Kim YR. Phacoemulsification versus laser peripheral iridotomy in early treatment of acute primary angle-closure glaucoma. J

Korean Ophthalmol Soc. 2016;57(2).290-95.
14. Lai JS, Tham CC, Chan JC. The clinicaloutcomes of cataract extraction by phacoemulsification in eyes with primary angle-closure glaucoma (PACG) and co-existing cataract: a prospective case series. J Glaucoma 2006;15(1):47-52.

ORCID

한기은 https://orcid.org/0000-0002-4860-8854

강은정 https://orcid.org/0000-0001-6112-1197

고방을 통한 정상안압 녹내장의 한방치험 1례

한기은(현가한의원), 강은정(보성한위원), 이근섭(이근성한위원)

One case of normal tension glaucoma through the Go-Bang

Han gioen[1], Kang Eunjeong[2], Lee Guenseob[3]

[1]HUNGA Korean Medicine Clinic, [2]BOSUNG Korean Medicine Clinic
[3]Dr Lee's ClinicKorean Medicine Clinic

Objectives: To provide a case report of effective use of Korean herbal medicine treatment to reduce the development and progression of normal-tension glaucoma(NGT).

Methods: This case involved a 52-year-old patient who had a history of excimer laser surgery at the age of 25 and was using prescriptions such as Cosopts2 and Xalatan for eye drops. We treated this patient with Korean herbal medicine treatment for 2 years and assessed the progression of NGT based on the optical coherence tomography test results that he recevied at the ophthalmology clinic every 6 months.

Results: During the two years of treatment with Korean herbal medicine, it was observed that the progression of NGT was halted. However, after discontinuing the herbal treatment, the progression resumed.

Conclusion: Korean herbal medicine treatment was found to be effective in treating normal tension glaucoma, and a minimum treatment period of two years is necessary for an accurate evaluation of NGT.

Key Words : *Korean medical treatment, normal tension glaucoma, yoga breathing*

· Received: 27 March 2023   · Revised: 2 May 2023   · Accepted: 17 August 2023
· Correspondence to: HAN GIOEN
  HUNGA Korean Medicine Clinic. 12, 10-gil, SANE-eup, SEJONG-si, Republic of Korea
  Tel: +82-10-4422-9902, Fax: +82-0303-3442-1070, · E-mail: hangi60@hanmail.net

서론

정상안압녹내장(normal tension glaucoma, NTG)은 넓은 전방각과 특징적인 녹내장성 시신경변화 및 이에 상응하는 시야결손을 나타내면서 안압이 21 mmHg 이하인 경우로, 여타의 안질환이나 전신질환이 없는 상태이다.[1]

안압이 높은 폐쇄각녹내장에 비해서 정상안압녹내장은, 안압이 10mmHg-21mmHg의 정상범위에 속하지만, 시신경이 손상되고 시야에 결손이 생기고 있는 상태라고 정의할 수 있다. 안압이 높지만, 시신경 손상이 없는 단계는 '고안압증', 시신경이 약해져있는데 시야 검사상 결손이 없는 경우는 '정상'으로 간주하고, 이 상태는 '시야장애 전 녹내장'이라고 한다. 시신경검사와 시야검사에서 녹내장과 비슷한 소견이 보이지만, 확실하게 녹내장이라고 부르기 애매한 상태를 '녹내장의증'이라고 한다.[2]

이 치험례의 대상은, 50대 남자환자로 내원 당시 안압이 14mmHg와 15mmHg로 정상 안압 범위에 속했으나, 좌안은 58% 시야가 남아 있고, 우안은 20%(본인추정) 시야가 남아있는 녹내장환자이다. 본 논문의 의의는, 정상 안압 녹내장으로 시야를 잃고 있는 환자에게서 그 진행을 한약치료로 중단시킬 가능성을 확인했다는 것이다.

연구대상 및 방법

1. 연구 대상

좌안은 58% 시야가 남아있고, 우안은 본인 추정으로 20% 정도 남아있는 것 같다고 알고 있는 50대 남자 환자를 2년간 치료한 내용이 연구 대상이다.

2. 연구 방법

2년 동안 고방(상한론 중심 처방군) 중에서 처방하고, 안과의 진단지표 등을 통해서 진행속도가 줄어드는 지 확인하는 것으로 했다. 2년의 기간으로 설정한 것은, 녹내장 환자가 고안압위험군이 아니면 대략 6개월 정도의 간격으로 안과 정기 검진을 받게 되는데, 그때 검사하게 되는 빛간섭단층촬영기(Optical Coherence Tomography, OCT) 사진 등을 확인해서 치료가 되는지 확인하려면 적어도 4번 정도는 확인해야 녹내장진행이 중지하는지 판단할 수 있을 것으로 추정했다.

3. 동의서 작성
연구논문에 본인의 사례를 사용하는 것에 대하여 동의서를 작성했다.

4. 치료 방법
1) 안과치료

코솝s2, 잘로스트 등을 처방 받아 점안하고 있었다.

2) 한약치료

고방에 나오는 처방들을 환자의 상태에 따라서 처방을 했다.

증 례

1. 환자
- 이름 : 이**/ 성별 : 남성/ 직업 :한의사 / 나이
  : 52(초진시)세 / 키:175cm / 체중:61kg
- 특이점 : 1분에 4.5회 호흡을 하고 있었다.

2. 발병일
2018년 9월 안과 진료 후 정상 안압 녹내장 좌 15mmHg, 우 14mmHg으로 진단받아 알게 됨.

3. 치료기간

2019년 4월부터 2021년 4월까지 2년간.

4. 주소증

좌우 모두 정상 안압 녹내장으로 인한 시야손실 진행 중.

5. 과거력

- 20세 전후로 안구건조증으로 안과 치료 받음.
- 25세 근시로 안경 착용하는 것을 면하기 위해서 양안 엑시머레이저 수술함.
- 4년후 다시 안경 착용하게 됨.

6. 가족력

없음.

7. 현병력

- 2017년 3월 : 눈이 침침하고 이상해서 안과에 감. 결막염 진단받음.
- 2월 눈이 계속 이상해서 다른 안과에 가서 진료 받음 녹내장이라고 확정 받고 처음에 갔던 안과에 가서 확인하니 녹내장의증이라고 기록이 되었는데, 관련 설명을 들은 적이 없음. 안압은 21mmHg, 20mmHg이었음.
- 2018년 9월 : 계속해서 눈 상태가 나빠지는 것 같아서 대형안과로 진료의원을 옮김. 진료 후 정상 안압 녹내장 좌 15mmHg, 우 14mmHg으로 진단 받음. 좌안 58%(본인은 정상인줄 알았다고 함) 우안은 다른 검사 때문에 시야검사 못함. 본인 추측으로는 20% 정도 일 듯 하다고 인지하고 있었음.
- 안구건조증이 있어서 생리식염수를 1일 수차례 사용중임

8. 치료경과

8-1. 2019년 4월 초진 바이탈

- 혈압 : 오른쪽 132/97 맥박수 52, 왼쪽 149/99 맥박수 51
- 호흡수 : 1분당 4.5회(1회 호흡 들숨 6초2, 날숨 9초40)
- 체온 : 좌우태양혈(EX-HN5) 37.3, 37.5 손등 35도 바이탈이 정상범위를 벗어나는 상황이었다.

스스로 매일 호흡수, 좌우 혈압, 체온을 재고 기록하고 메신저로 보내달라고 했다. 다음의 기록은 환자가 알려온 바이탈을 정리한 것이다(Table 1,2,3,4,5,6). 거의 매일(주5-6회) 기록을 보내줬던 것들을 정리했다. 혈압약은 복용하지 않았다.

8-2. 한약치료

1) 진단

- 초진: 항배강 결흉 협하비 심하비. 정상을 벗어난 바이탈.
- 정상 바이탈에서 벗어난 것이 정상 안압 녹내장의 원인으로 보인다고 설명하고, 참선호흡을 즉시 중단하고 일반적인 호흡을 하도록 함.

Table 1. Vital Record

2019	Apr. 4	May. 4	Jun. 4
blood presure(R,L)	132/97; 149/99	126/98; 136/97	118/76; 126/83
EX-HN5(L,R)	37/37.5	37.1/37.4	36.4/37
temperature the back of the hand	35	36.1	34.7
pulse rate(R,L)	52/51	73/72	60/60
Respiratory rate	4.5	10	11.5

Table 2. Vital Record

2019	Jul. 5	Aug. 5	Sept. 5
blood presure(R,L)	122/82; 128/90	132/90; 137/85	130/85; 131/84
EX-HN5(L,R)	36.5/36.4	36.6/37.0	36.5/36.9
temperature the back of the hand	34.8	35.5	35.1
pulse rate(R,L)	72/65	75/72	61/58
Respiratory rate	10	11	11

Table 3. Vital Record

2019	Oct. 7	Nov. 8	Dec. 7
blood presure(R,L)	124/84; 132/88	141/89; 141/94	143/89; 139/87
EX-HN5(L,R)	36.9/37.1	37.3/37.4	36.0/36.7
temperature the back of the hand	35.2	35.2	Not taken
pulse rate(R,L)	67/71	57/62	50/49
Respiratory rate	9.5	9	9

2) 처방 :

Table 7. 2019년 치료처방

Table 8. 2020/21년 처방

Table 9. 치료처방과 주요약물의 약성

3) 침치료

양측 睛明(BL1), 攢竹(BL2), 絲竹空(TE23), 瞳子髎 (G1), 承泣(S1), 魚腰穴(EX-HN4), 태양(EX-HN5)에 일회용 Stainless 호침(동방침 0.20×40㎜)을 사용하, 매일 1회 이상 30분 동안 留鍼하도록 했다.

8-3. 안과검사결과(Fig. 1-7)

• 2019년 4월

8-3-1. 2019년 4월 검사지 분석

2019년 4월 OCT 상 우안의 평균 C/D 비율은 0.99 이었고 좌안의 평균 C/D 비율은 0.83이었다. 신경 망막테 두께 그래프에서 우안은 비측 분면의 두께를 제외하면 나머지 사분면은 모두 빨간 영역으로 낮아져 있었다. 좌안은 비측과 이측 분면은 다소 두께가 정상 범위이나 상하측 분면은 그에 비해 낮아져 있었다.

• 2019년 10월(Fig. 2)

8-3-2. 2019년 10월 검사지 분석

2019년 10월 OCT 상 우안의 평균 C/D 비율은 0.96이었고 좌안의 평균 C/D

비율은 0.88이었다. 신경 망막테 두께 그래프에서 우안은 비측 분면의 두께만 정상 범위이며 나머지 사분면은 모두 낮아져 있었다. 좌안은 2019년 4월과 비교했을 때 큰 변화는 없었다.

Table 4. Vital Record

2020	Jan. 4	Apr. 4	Jul. 4
blood presure(R,L)	112/79,123/82	134/91/ 126/88	125/92,111/86
EX-HN5(L,R)	37.0,37.8	36.7, 36.9	36.9. 37.3
temperature the back of the hand	Not taken	36.6	35.7
pulse rate(R,L)	60, 58	57, 55	66, 60
Respiratory rate	9.5	10.5	10.5

Table 5. Vital Record

2020, 2021	Oct. 5	Dec. 4	Mar. 4
blood presure(R,L)	139/96, 137/93	127/97, 135/98	155/100, 150/101
EX-HN5(L,R)	36.9, 37.1	37.3, 36.9	Not taken
temperature the back of the hand	36.1	35.8	Not takne
pulse rate(R,L)	66, 66	78, 68	66, 59
Respiratory rate	11	12	11

Table 6. Vital Record

2021	Jan. 7	Feb. 8	Mar. 7	Apr. 7
blood presure(R,L)	131/82, 116/84	154/95, 144/90	119/90, 131/92	149/99, 136/93
EX-HN5(L,R)	37.3, 37.5	36.1, 36.7	36.9, 37.4	36.5, 36.4
pulse rate(R,L)	55/52	53, 56	67, 64	54, 53
temperature the back of the hand	35.2	36.5	34.5	36.7
Respiratory rate	9	10.5	10	9

Table 7. 2019 Treatment Prescription

Duration of prescription	Prescription name	Reason for prescription	Dosage instructions	Progress
2019. Apr.	Dae-Ham-Hyung-Tang	To relieve Gyeol-Heung and improve breathing and blood no change in blood	3 times a day	Despite improvement in Gyeol-Heung, there has been no change in blood pressure.

2019. May.-Nov.	Sa-Yeok-Ga-Jeo-Dam-Tang	Despite Gyeol-Heung treatment, the diastolic blood pressure has not decreased, thus it is suspected to be caused by a blood clot and this prescription is initiated for anticoagulant therapy	3 times a day	After taking Sa-Yeok-Ga-Jeo-Dam-Tang, the diastolic blood pressure has started to decrease to 90 or below (Table 1, 2, 3). During the regular eye examination in October, the patient received the doctor's opinion that there seems to be no progression of glaucoma.
2019. Dec.	Cheon-Woong-San-Ryo	Hyperhidrosis in the hands and feet	The patient is instructed to take the medication twice for severe symptoms and once for milder symptoms.	The diastolic blood pressure is generally maintained at 90 or below. Symptoms of hyperhidrosis as well as dyspepsia have improved

Table 8. 2020/2021 Treatment Prescription

Duration of prescription	Prescription name	Reason for prescription	Dosage instructions	Progress
2020. Jan.-Mar.	Chi-ja-Si-Tang	Rash on the neck and chest. When entering warm hot spring water, a rash occurs on the fingers and backs of the hands. It's not itchy.	3 times a day	Improvement of rash
	Dae-Ham-Hyung-Hwan	Gyeol-Heung	1 time after work	Gyeol-Heung has decreased, but the effect is minimal.
2020. Apr.-Sept.	Juk-Yeop-Seok-Go-Tang	BT 37.1°C, tongue fissures and uncoated tongue. Distinct Gal on the forehead. Prescribed to alleviate Gal.	3 times a day	Gal has been relieved. Body temperature has returned to normal.
	Dae-Ham-Hyung-Hwan	Gyeol-Heung	2 times a day	Gyeol-Heung has decreased, but the effect is minimal.

2020. Oct.-Dec.	In-Jin-Ho-Tang	Severe Bal-Hwang on the face and eyelid. A coated tongue is forming, and there is a reduction in tongue fissures	3 times a day	In October, the patient was informed of the eye examination result indicating that there seems to be no progression of glaucoma.
2021. Jan.-Mar.	Gung-Hwang San(Take in the form of pills)	Eye Guryeon	1 to 2 times a day	Guryeon has decreased, but the effect is minimal.
	Gal-Geum-Ryeon-Tang	External ottis	2 to 3 times a day	The external otitis has been treated.
	Gung-Hwang San-Ryo	Eye Guryeon	1 to 2 times a day	The patient has received the diagnosis result that there is no progression of glaucoma for the third time, and the scheduled treatment is concluded

Table 9. Treatment Prescriptions and the Pharmacological Properties of Key Medications

Prescription name	Prescription composition (g)	Pharmacological properties of key medications3
Dae-Ham-Hyung-Tang	Rhubarb 16, Natrii Sulfas 10, Gamsu 1	Rhubarb: It primarily promotes circulation and eliminates toxins. Therefore, it can treat chest fullness, abdominal fullness, abdominal pain, constipation, and difficulty in urination. Additionally, it can also address conditions such as jaundice, stagnant blood, swelling, and abscesses. Natrii Sulfas: It primarily softens hardness. Therefore, it can treat conditions such as hardened sensation and obstruction in the epigastric area, hardness and rigidity in the epigastric area, acute lower abdominal constriction, chest congestion, dry feces, and hard stools. Additionally, it can also address various difficult-to-resolve toxins such as chronic food stagnation, abdominal fullness, and lower abdominal swelling and obstruction. Gamsu: It primarily promotes water metabolism. Additionally, it can address conditions such as sharp pain, cough and restlessness, shortness of breath, difficult urination, and epigastric fullness.

Sa-Yeok-Ga-Jeo-Dam-Tang	Licorice 4, Ginger 6, Aconiti Lateralis Preparata Radix 1, Bile 10cc	Licorice: It primarily treats urgent conditions. Therefore, it treats internal urgency, acute pain, and spasms. Additionally, it can also address various urgent toxins such as extreme coldness, restlessness, and rebellious qi. Ginger: It primarily treats stagnation and accumulation of dampness toxins. Additionally, it can also address conditions such as vomiting, cough, diarrhea, extreme coldness, restlessness, abdominal pain, chest pain, and lower back pain. Aconiti Lateralis Preparata Radix: It primarily promotes water elimination. Therefore, it can treat aversion to cold, body and limb pain, as well as bone and joint pain that may be heavy, numb, or extremely cold. Additionally, it can also address abdominal pain, seminal emission, and diarrhea.
Cheon-Woong-San-Ryo	Aconiti Lateralis Preparata Radix 3, Atractylodes Rhizome 16, Cinnamon Bark 12, Longgu 10	Atractylodes Rhizome: It primarily promotes water metabolism. Therefore, it can treat frequent urination and difficult urination. Additionally, it can also address symptoms such as restlessness, body pain, phlegm-fluid retention, seminal emission, dizziness, diarrhea, and excessive salivation. Cinnamon Bark: It primarily treats rebellious qi. Additionally, it can also address symptoms such as rushing and sinking sensation in the abdomen, headache, fever, aversion to wind, excessive sweating, and body pain. Longgu: It primarily treats movement below the navel. Additionally, it can also address symptoms such as restlessness, startle, and seminal emission.

• **2020년 4월(Fig. 3)**

8-3-3. 2020년 4월 검사지 분석

2020년 4월 OCT 상 우안의 C/D 비율은 0.95이었고 신경 망막 테 두께 그래프에서 우안의 모든 사분면의 두께가 모두 낮아져 있음을 확인하였다. 우안의 평균 RNFL 두께 역시 37㎛로 낮아졌다. 좌안의 C/D비율은 0.85이며 RNFL의 두께나 신경 망막 테 그래프 상 2019년 4월의 검사와 비교했을 때와 큰 차이는 없었다.

• **2020년 10월(Fig. 4)**

8-3-4. 2020년 10월 검사지 분석

2020년 10월 검사 상 우안의 C/D 비율은 0.96이었고, 평균 RNFL 두께는 41㎛로 2020년 4월에 비 해 다소 증가했다. 신경 망막 테 그래프 상 모든 사분면의 두께는 여전히 낮았으나 비측 사분면에서 약간 두께가 증가했음을 관찰할 수 있었다. 좌안의 C/D 비율은 0.85이었고 2020년 4월과 비교했을 때 평균 RNFL 두께나 신경 망막 테 그래프의 변화는 거의 없었다.

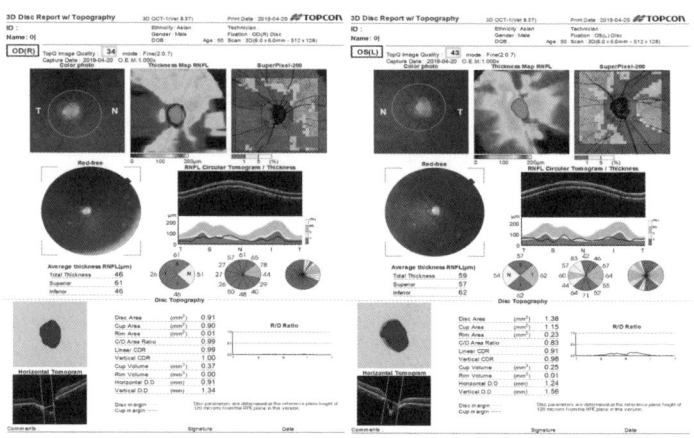

Fig. 1. 2019년 4월 검사지

OCT analysis of RNFL and ONH OU(2019.04.29). OCT, Optical Coherence Tomography; RNFL, Retinal nerve fiber layer; ONH, Optic nerve head; OU, oculus uterque

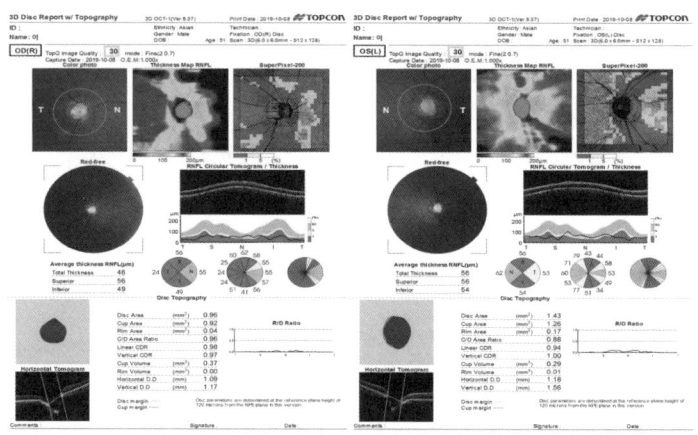

Fig. 2. 2019년 10월 검사지

OCT analysis of RNFL and ONH OU(2019.10.08). OCT, Optical Coherence Tomography; RNFL, Retinal nerve fiber layer; ONH, Optic nerve head; OU, oculus uterque

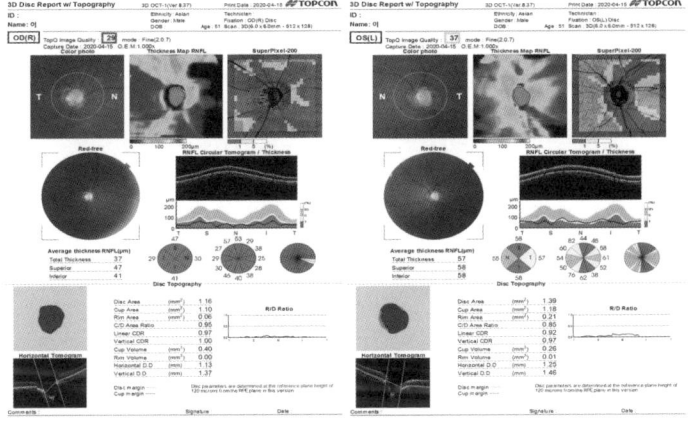

Fig. 3. 2020년 4월 검사지

OCT analysis of RNFL and ONH OU(2020.04.15). OCT, Optical Coherence Tomography; RNFL, Retinal nerve fiber layer; ONH, Optic nerve head; OU, oculus uterque

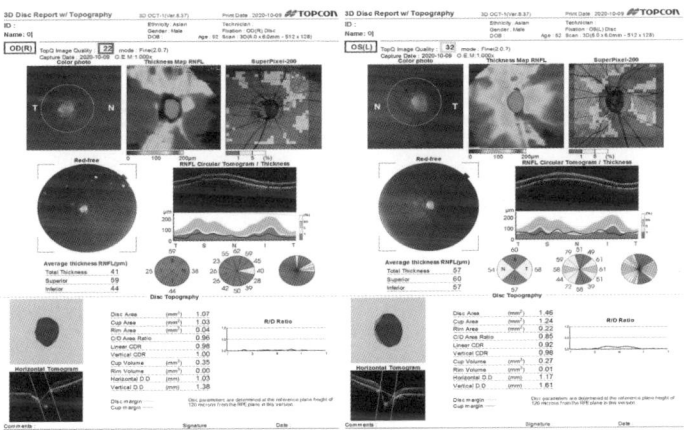

Fig. 4. 2020년 10월 검사지

OCT analysis of RNFL and ONH OU(2020.10.09). OCT, Optical Coherence Tomography; RNFL, Retinal nerve fiber layer; ONH, Optic nerve head; OU, oculus uterque

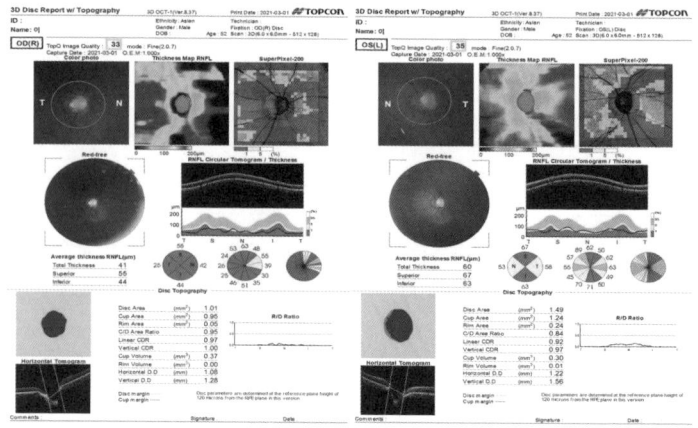

Fig. 5. 2021년 5월 검사지

OCT analysis of RNFL and ONH OU(2021.03.01). OCT, Optical Coherence Tomography; RNFL, Retinal nerve fiber layer; ONH, Optic nerve head; OU, oculus uterque

2021년 3월(Fig. 5)

8-3-5. 2021년 3월 검사지 분석

2021년 3월 검사 상 우안의 C/D 비율은 0.95이었고, 평균 RNFL 두께는 41 ㎛로 유지 중이었다. 신경 망막 테 그래프 상 우안의 모든 사분면의 두께는 2020년 10월과 비교해서 큰 차이는 없었다. 좌안의 C/D 비율은 0.84이었고 평균 RNFL 두께는 60㎛이었다. 신경 망막 테 그래프 또한 2020년 10월에 비해 큰 차이는 없었다.

2022년 1월(Fig. 6)

8-3-6. 2022년 1월 검사지 분석

2022년 1월 8일 OCT 상 우안과 좌안의 평균 C/D는 각각 0.87, 0.77이었다. 평균 RNFL의 두께는 우안과 좌안 모두 60㎛이었다. 우안의 신경 망막 테 그래프에서는 상하측 분면에서 주로 두께가 감소되었고 비측과 이측 분면의 두께는 그에 비해 다소 두꺼운 것을 알 수 있었다. 좌안의 신경망막 테 그래프 3상에서는 비측분면은 정상인 반면 상하측에서 두께가 낮고 이측도 다소 감소했음을 알 수 있었다. 컵의 부피는 우안이 0.434㎣, 좌안이 0.255㎣이었다. 시신경 테의 폭은 우안이 84㎛, 좌안이 155㎛로 관찰되었다.

2023년 1월(Fig. 7)

8-3-7. 2023년 1월 검사지 분석

2022년 1월 14일 OCT 상 우안의 평균 C/D는 0.90이었고, 좌안의 평균 C/D는 0.80이었다. 평균 RNFL의 두께는 우안이 64㎛이었고 좌안은 60㎛이었다. 컵의 부피는 우안이 0.400㎣, 좌안이 0.281㎣이었다. 시신경 테의 폭은 우안이 84㎛, 좌안이 155 ㎛로 관찰되었다.

안과의에게서 2022년에 비해서 5% 정도 시야가 더 감소되었다는 진단을 받았다는 연락을 받음. 환자는 2021년 10월 녹내장 진행이 안되고 있다는 진단을 받고, 한약 복용을 잘 안했었다고 함. 2023년 1월 검진 이후 다시 한약을 복용하기 시작함(Table 10).

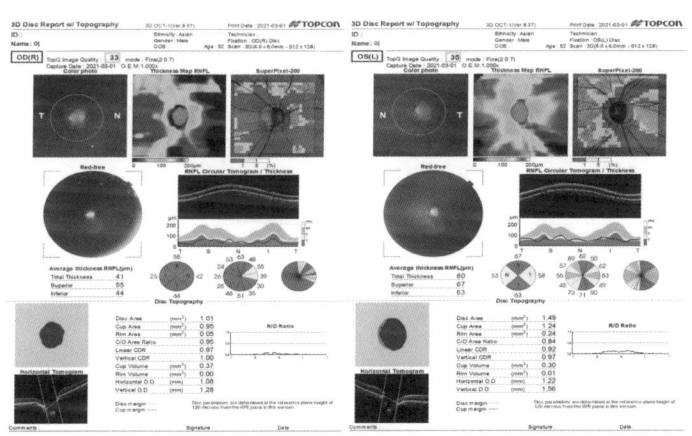

Fig. 6. 2022년 1월 검사지

OCT analysis of RNFL and ONH OU(2022.01.08). OCT, Optical Coherence Tomography; RNFL, Retinal nerve fiber layer; ONH, Optic nerve head; OU, oculus uterque

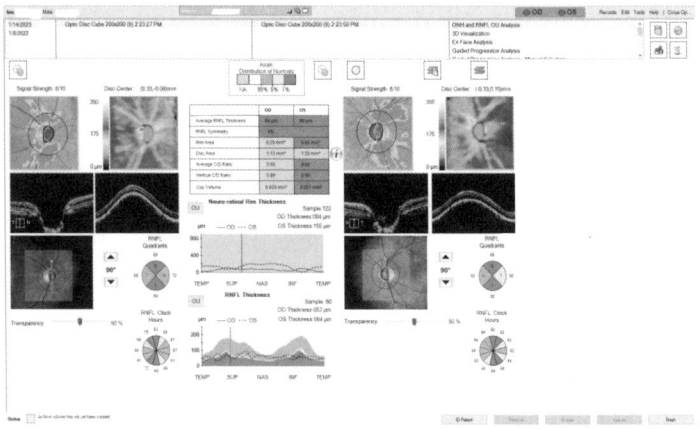

Fig. 7. 2023년 1월 검사지

OCT analysis of RNFL and ONH OU(2023.01.14). OCT, Optical Coherence Tomography; RNFL, Retinal nerve fiber layer; ONH, Optic nerve head; OU, oculus uterque㎛로 관찰되었다.

고 찰

정상안압 녹내장에서 고안압이 아님에도 시야를 상실하게 되는 원인으로 혈류의 흐름과 혈액공급의 제한이 만드는 허혈이 아닌가 하는 연구들이 다음과 같이 제시되고 있다.

정상 또는 높은 안압에서 어떠한 원인에 의해 시신경의 혈액관류압(perfusion pressure)이 감소하면, 시신경 유두에 허혈을 초래하여 결과적으로 축삭이 손상을 받는다는 허혈성 이론과 높은 안압에 의하여 축삭질 이동(axoplas mic flow)을 차단하여 시신경 손상을 일으킨다는 기계적 이론을 여러 연구자들이 시신경 손상을 일으키는 기전으로 설명하고 있다.(4, 5, 6)

정상안압녹내장은 안압보다는 허혈성 손상을 더 많이 받아서 시신경이 손상을 받는 것으로 알려져 있다.3) 야간에 혈압이 과도하게 떨어지는 환자들에게는

(평균동맥압이 60mmHg 미만인 경우)일시적인 안혈류 부족으로 시신경이 스트레스를 받을 수 있고, 이것이 반복된다면 녹내장의 유발과 진행에 영향을 미 칠 가능성에 대한 연구보고도 있다. 정상안압녹내장 환자들이 정상이거나. 원발개방각녹내장환자들에 비해서 야간에 혈압이 더 낮은 경향이 있음도 확인한 연구 보고도 있다.7)

녹내장환자들은 정상인보다 안동맥의 혈류속도가 유의미하게 감소하였다는 보고8), 원발개방각녹내장 환자의 외상측안와부에서 혈류속도가 감소한다9)는 보고, 녹내장환자들에게서 안동맥의 수축기 최고 혈류속도가 감소한다10)는 보고도 있다. 정상안압 녹내장과 원발개방각녹내장 환자는 정상인에 비해 鼻측 신경테와 유두 함몰 부위에서 시신경혈류가 감소되었고, 정상안압 녹내장환자는 耳측 신경테와 유두주위 망막에도 시신경혈류가 감소되었다.11)

정상안압 녹내장 환자들에게서 편두통, 말초혈관 질환. 혈액 응고이상과 같은 혈액순환 장애가 동반되는 확률이 높다.2)

위의 논문들은 혈류 속도가 감소되는 경향을 정상 안압 녹내장환자들이 보이고 있다고 보고했다. 본 논문에서 수축기130 이완기 90의 혈압을 정상으로 회복하는 것을 치료 목표로 한 이유도 위의 논문들과 같이 이완기 혈압 높을 때, 혈관을 구성하는 평활근의 이완이 작아지기 때문에 혈액의 흐름에 장애가 발생하고, 이 저항이 시신경에 혈액을 공급하는데 영향을 미칠 거라고 생각하고 이완기 혈압을 정상으로 회복하는데 치료 목표를 두었다.

Table 10. Total RNFL & Average C/D

Examination month	Total RNFL (μm)		C/D Area Ratio	
	Right eye	Left eye	Right eye	Left eye
2019. Apr.	46	59	0.99	0.83
2019. Oct.	46	56	0.96	0.88
2020. Apr.	37	57	0.95	0.85
2020. Oct.	41	57	0.96	0.84
2021. May.	41	60	0.95	0.84
2022. Jan.	60	60	0.87	0.77
2023. Jan.	64	60	0.90	0.80

본 치험례 환자는, 정상 바이탈이라고 볼수 없는 호흡수, 혈압, 체온, 맥박수를 갖고 있었다.

여러 바이탈 가운데 가장 정상 범위를 벗어난 호흡수에 대해서 환자에게 질문을 했고 환자는 다음과 같이 대답했다.

"고3 때 부터 요가호흡을 훈련했다. '부드러운 깃털을 코에 놓아도 움직이지 않을 정도로 고요히 숨 쉬어라.'가 호흡하는 훈련이었고, 과거 참선할 때는 1분에 2-3회 호흡수까지 도달했었다."는 설명을 했다. 내원 당시는 1분에 4.5회 정도로 호흡을 하고 있었다. 이완기 혈압이 높은 것과 맥박수가 지나치게 낮은 것, 태양혈(EX-HN5)의 체온과 손발의 체온도 정상범위를 넘어간 것이 모두 호흡의 문제 때문이라고 판단. 요가호흡을 중지하고 적어도 1분에 12회의 호흡을 하도록 최선의 노력을 하라고 하고, 환자에게 두드러진 증상인 결흉을 치료하는 것으로 혈압이 회복될 것을 기대했으나, 처음의 시도는 실패였다.

정상호흡은 횡격막의 상하운동과 늑골의 상하운동에 의해서 이루어지며, 늑골의 상하운동이 제한되는 경우를 결흉으로 진단하는데12), 요가호흡을 훈련하는 과정에서 발생한 결흉이 완고했기 때문에 대함흉탕으로 결흉을 우선적으로 치료해야 한다는 접근을 했다. 그러나 대함흉탕으로 결흉이 다소 해소되었음에도 이완기 혈압이 정상으로 회복되는 상황이 생기지 않았다. 결흉보다 말초혈압을 높이는 원인을 혈전으로 생각하고 사력가저담탕을 처방한 후에 이완기 혈압 90이 떨어지기 시작했다. 투약은 5월부터 12월까지 7개월 간이었다. 1일 3회 복용하도록 했다. 그 이 후의 처방은 환자가 보이는 증상들을 대처하는 처방으로 선방을 했고, 투약을 했다.

본 보고서는 2019년 4월부터 2023년 1월까지의 변화를 담고 있다.

한약을 복용하는 2년간은 정상안압 녹내장이 진행되지 않았다가, 한약 복용을 중지한 다음 1년간 다시 정상안압 녹내장이 진행이 되었음을 안과 검사지를 통해서 확인할 수 있었다는 것이 의미하는 것은, 정상안압 녹내장의 진행이 한약의 치료로 중단될 수 있는 가능성을 확인할 수 있다는 점이다. 물론, 우연하게 또는 미처 파악하지 못한 어떤 이유로 녹내장 진행이 2년 정도 중지했다가 다시 진행될 가능성도 존재한다.

그러나 2년간 바이탈은 비교적 정상 범위내를 유지했고, 중간에 정상범위를 벗어나는 수치가 기록될 때 확인한 것은, 잠을 못잤다거나, 스트레스 상황이거나 하는 이유들이 있었다. 정상범위를 넘어가는 바이탈은 일주일을 넘기지는 않고 정상을 회복하는 양상을 보였다. 안과검사결과지를 받아보지는 못했지만, 녹내장 진행이 중지된듯 하다는 안과의의 의견을 6개월에 한번씩 안과검진 다녀올 때마다 보고해주었기 때문에, 3회의 검진동안 녹내장 진행이 안되는 것이라면 치료를 종료해도 되겠다고 이야기 하고 2021년 4월에 치료를 종료했었다.

2023년 1월 안과 정기 검진에서 녹내장이 다시 진행되었다는 결과를 전해 받게 되었다.

2019년 부터 2023년 1월까지 검사받은 검사지들은 2023년 1월 우편으로 받아서 확인을 했다.

2023년 1월 안과검진 이후에 다시 한약을 복용하기 시작했음으로, 향후 추적을 통하여 한약이 정상안 압녹내장의 진행을 중지시킬 수 있는 것인지 명확한 확인을 할 수 있을 것이다.

이 사례의 경우는 호흡을 1분에 4.5회하고, 눈 주변의 체온은 높고(태양혈 37도), 손발은 체온이 낮은(35도), 이완기 혈압이 90이 넘는 바이탈을 갖고 있었기 때문에, 바이탈을 정상으로 회복하는 것이 치료의 기본이 되어야 한다고 진단하고 처방을 했었다.

녹내장을 치료하는 방법을 기존 문헌에서 찾을 수 없는 상황에서, 환자의 몸 상태가 발병의 원인인 것을 갖고 있을 것이라고 가설을 세우고, 정상범위를 벗어 나거나, 특이한 특징을 보이는 지점을 찾아서 치료하자는 것이 선택할 수 있는 치료방법이었다.

바이탈이 정상으로 회복되는 과정에서 환자의 신체 변화들은 보고자의 추론을 강화시켜주는 방향으로 나타났다. 4월에 있었던 초진일, 두꺼운 양말을 2개나 신고도 손발이 시리다고 했었지만, 다시 겨울이 되었을 때 손발의 시림은 없어지는 변화를 보였다.

결흉이 완고했기 때문에, 결흉을 치료하면서 환자가 30년간 훈련하던 요가 호흡을 중단하고 자연스러운 호흡을 하기 시작하면 바이탈이 정상으로 돌아올 것을 기대했지만 실패했다. 결흉이 감소되었지만, 혈압이 개선되지 않았다. 이완기 혈압이 높은 것을 해결하기 위해서는 말초혈관의 흐름을 치료하는 방법을 찾아보기로 했다. 눈주변에 높았던 체온이 높았던 것이 단서가 되어서 상대적으로 크기가 작은 미세정맥혈관의 흐름에 정체가 생긴 것을 치료하는 것을 치료 목표로 삼았고, 사력가저담탕 복용 이후에 이완기 혈압이 정상범위로, 눈주변의 체온은 정상체온으로 떨어지는 것을 확인 할 수 있었다.

안과검사 결과를 보면 한약치료를 하는 2년간 녹내장의 진행이 안되는 것으로 볼 수 있다. 2년간 녹내장이 진행되지 않는다는 결과에 환자가 스스로 한약 복용을 중단했다.

그리고, 2023년 1월 정기검진 결과에서는 녹내장이 진행된 것을 확인했다. 체온이나 혈압이 어느 정도 정상으로 돌아왔어도 환자에게 바이탈의 정상범위까지 치료하지 않으면 중지 되었던 녹내장의 진행이 계속된다(Fig. 5)는 것을 확인한 것도, 한약치료의 기간이 2년보다 긴 시간이 걸릴 수 있음을 제시한 사례로 해석할 수도 있을 것이다. 물론, 녹내장의 진행 시기가 초기, 중기, 말기인지에 따라서 치료기간에 관한 연구도 필요한 것이라 할 수 있겠다.

1분에 호흡을 3회 정도만 하려고 스스로를 훈련한 결과 발생한 바이탈의 정상이탈과 신체의 변화가 정 상안압녹내장을 진행시켰다는 추론을 하고, 비정상을 정상으로 회복시키려는 한약 치료에 의해서 녹내장 진행이 멈출 수 있다는 가능성을 본 것은 의미 있는 것이라 하겠다. 앞으로 연구는 녹내장 환자들의 신체 상황을 파악해서 그에 합당한 한약치료를 하고, 그 결과들이 모아진다면 녹내장의 결말에 대한 공포를 줄일 수 있는 방향으로 나아갈 수 있을 것이라 기대한다.

참고문헌

1. Shields MB. Normal-tension glaucoma: is it different from primary open-angle glaucoma? Curr Opin Ophthalmol 2008;19:85-8.11 10.1097/ICU.0b013e3282f3919b
2. Kim,Yongyeon; Hwang,Younghoon:All About Glaucoma: New Diagnostics and Treatment. korea uni. publishing house. 2020:23-24
3. Yakjing Yoshimasu todo original. Kim,Jong-oh Mulgogisup 2021:35-386
4. Harris A, Rechtman E, Siesky B, et al. The role of optic nerve blood flow in the pathogenesis of glaucoma. Ophthalmol Clin North Am 2005;18:345-53. 10.1016/j.ohc.2005.04.001
5. Hayreh SS. Progress in the understanding of the vascular etiology of glaucoma. Curr Opin Ophthalmol 1994;5:26-35.
6. Hayreh SS. The blood supply of the optic nerve head and the evaluation of it: myth and reality. Prog Retin Eye Res 2001;20:563-93. 10.1016/s1350-9462(01)00004-0
7. Park Chang-joon, Lee Nam-ho, Kim Chang-shik. Differences in 24-hour ambulatory blood pressure between normal tension glaucoma and primary open angle glaucoma. jkos. 2007. 48.11.1512. https://doi.org/10.3341/jkos.2007.48.11.1512
8. Rajanpongpun P, Drance SM, MOrrison BJ : Ophthalmic artery flow velocity in glaucomatous & normal subjects. Br J Ophthalmol 77:25-29. 1993. 10.1136/bjo.77.1.25
9. Martorina M.Canerlingo M: A Doppler-sonograpic study in glaucoma. Ophthalmologica 194:82-85, 1987. 10.1159/000309740
10. Galassi F. Nuzzaci G.Sodi A. Casi P, Vielmo A.: Casi P. Vielmo A : Color Dopper imaging in evaluation of optic nerve blood supply in normal &glaucomatous subjects. Int Ophthalmol 16:272-276, 1992. 10.1007/BF00917974
11. Young Ghee Lee, Tae Hyung Kim, Chan Yun Kim, Young Jae Hong. Comparison of optic nerve and peripapillary retinal blood flow in normal eyes, primary open-angle glaucoma, and normal tension glaucoma. jkos. 1999;40(7): 1934-1943.
12. Hyung-Rae Jo, Min Hwangbo. Four Cases of Tinnitus with Sudden Sensorineural Hearing Loss Treated by Daehamhyung-tang. J Korean Med

ORCID

한기은 https://orcid.org/0000-0002-4860-8854
강은정 https://orcid.org/0000-0001-6112-1197
이근섭 https://orcid.org/ 0009 0005 8624 5029

정상안압녹내장환자의 치험1례

한기은(현가한의원), 강은정(리샘한의원)

A Case Report of a Patient with Normal tension glaucoma

Han gioen[1]*, Kang Eunjeong[2]

[1]Hunga Korean Medicine Clinic, [2]Risam Korean Medicine Clinic

Abstract: This is a case report on a patient in their early 60s who had been experiencing progressive normal-tension glaucoma in the left eye for 10 years. From June 2022, the patient was treated with prescriptions based on the Sanghanlon(Treatise on Sanghan) for two years. Six months after beginning treatment with this approach, the patient started receiving diagnoses from a local ophthalmology clinic indicating no further progression of glaucoma. This outcome was confirmed four times until May 2024, showing that the progression of glaucoma had stopped.

Key Words : *Normal tension glaucoma(NTG), Go-bang, Torticollis, Sclera, Neovacular glaucoma(NVG), OCT, Primary Open-Angle Glaucoma*

서론

녹내장은 시신경유두의 변화와 시야 결손을 일으켜서 영구적인 장애, 실명으로 진행되는 질병이다.[1] 현재 녹내장 치료법은, 개인별로 안압이 다르기 때문에 안압을 더 낮추어서 지속적인 시신경 손상과 시기능손실을 늦추는 것이 유일하다고 한다 안압이 정 상범위인 21mmHg 이하이면서 녹내장이 진행되는 것

- Received : 3 October 2024　•Revised : 24 December 2024　•Accepted : 14 February 2025
- Correspondence to : Han gi oen
  Hunga Korean Medicine Clinic. Sane, 10-gil, Jochiwon-eup, Seojong-si, Republic of Korea
  Tel : +82-10-4422-9902, Fax : +82-0303-3442-1070, E-mail : hangi60@hanmail.net

을 정상안압녹내장이라고 하는데, 한국에서 시행 된 역학조사에 따르면 77%가 여기에 해당된다고 보 고되었다.2)

녹내장치료에 사용되는 안약은 방수의 생성을 감 소시키거나, 방수의 유출을 증가시키는 것, 유리체의 부피를 줄이는 약물, 시신경 혈액순환을 개선시키거나, 시신경을 보호하는 약물군이 있다. 이 약들의 부 작용은 결막의 충혈을 일으키거나, 눈 옆 피부에 염 증반응과 여러가지 합병증을 일으키는 것이다.3)

정상안압녹내장이 속하는 개방각 녹내장에 해당하 는 녹내장을 한의학에서는 청풍내장이라 명칭하고 있다. 청풍내장이 생기는 원인으로 칠정내상을 상정하고, 이를 치료하는 방법으로는 청간식풍, 자음평 간, 청열화담, 활혈통맥을 해야 한다고 한다. 치료약 물로는 화어이수하는 약물군을 채택하고 있다.4)

한의학회지에 보고된 녹내장관련 치험례는 2편이 있다. 급성 폐쇄각 녹내장을 한약으로 치료해서 발병 초기에 안압을 즉시 내리는데 성공하고, 녹내장 진행을 중지시켜 실명하지 않았다는 치험례5)와 정상안압 녹내장이 상당히 진행된 가운데 한약으로 치료해서 치료하는 기간동안 녹내장 진행이 멈추었다는 진단을 받았다는 보고6)는 한약이 녹내장을 치료하는데 유효하다는 증거일 것이다.

본 연구에서는 61세 정상안압녹내장 환자를 한약 으로 치료하여 녹내장의 진행이 멈추는 유효한 결과 를 얻었기에 보고하는 바이다.

본 증례연구는 환자의 진료기록을 중심으로 기술 되었으며, 환자의 '연구자료 활용 동의서'와 저자의 '연구윤리서약서'의 서면 동의를 바탕으로 진행되었다.

연구대상 및 방법

1. 연구대상
1) 환자명 : ○○○
2) 환자의 기본정보.
   남/61세/ 170cm/57kg/자동차 제조공장에서 도색 담당 관리자로 정년퇴직함.
3) **주소증(C/C)** : 아침에 일어나면 왼쪽 눈에 이물감이 몇 시간씩 또는 오전 내

내 이물감 있음. 오른쪽 눈 비문증 있지만, 이물감 없음.
4) **현병력(P/I)** : 2013년 3월 왼쪽 눈에 정상안압녹내장(normal tension glaucoma, NTG) 진단 받음. 2022년 6월 안과 치료중임에도 NTG가 더 진행되고 있다는 진단 받음.
5) **가족력** : 2022년 65세 형이 정상안압녹내장 치료 중이라는 사실을 알게 됨.
6) **과거력** : 눈과 관련된 과거력은 없음. 기타 다른 병력 없음.
가끔 고지혈증 약을 복용함. 운동을 열심히 하는 생활습관이 있음.
7) **주요 임상증상**
    ① 식욕 : 양호, 1일 3끼/ 배 고프면 예민해진다.
    ② 소화 : 양호/식후 2시간이 지나면 속이 더부룩하다. 식후 2시간 혈당 :94.
    ③ 대변 : 1일 1회/아침에 배변 못하면 하루를 거른다. 갈색.
    ④ 소변 : 1일 4회/야간뇨 1회. 잔뇨감 있다.
    ⑤ 호흡 : 14회/1분.
    ⑥ 혈압 & 맥박수 : 좌 111/67mmHg, 73회/1분 우 117/60mmHg, 79회/1분
    ⑦ 체온 36.9°C.
    ⑧ 두면 : 눈알이 빡빡하고 뻐근하고 아픔. 10도 정도 안면부가 우측으로 기울어짐.
    ⑨ 흉부 : 심장이 두근거리는 느낌이 자주 생긴다. 사소한 일에 잘 놀란다.
    ⑩ 수면 : 8시간 정도 충분히 잔다.
    ⑪ 신체 : 몸이 비틀어져 있는 것 같다.(환자의 주 관적인 느낌)
    ⑫ 마취여부 : 건강검진을 위해 수면 마취를 한 적이 있다. 2년에 1회.
    ⑬ 소변검사 : ph6/비중 1.030.

2. 연구 방법

환자의 주증을 따라 한약을 선방 투약했고, 진단 지표는 안과에서 진단지표로 사용하는 빛간섭단층촬영기(Optical Tomography, OCT) 결과를 비교, 치료 효과를 제시하고자 한다.

3. 치료 방법

1) 안과 치료

환자가 발급 받아온 진료기록부의 내용.

2013년 3월 25일

- 통증: 무/(S&OSeeking and Ophthalmic 시력 및 안압) IOP(intraocular pressure 안압)
- 20/20mmHg by AP(pupillary light reflex동공 빛반응검사)lid pressure(+눈꺼풀 압력 상승) IOP 10/11mmHg by NCT(A)(Fundus Photography 안저촬영);/(P)O (Principal Optometrist주치의)-ELZx2(OU)(안압강하제 Etiolast 양눈에 사용 후)//f/u3 mo later(3개월 후 추적 관찰)

2013년 12월 16일

- 통증: 무/(S&O) VF(Visual Field시야검사) OS (왼쪽눈의 약자) arcutate IN-F(Inferio아래쪽). NS2012 ("No Significant Change 2012년과 의미있는 차이 없음). 검사에 비해 악화되심 inf.rim loss((Inferior Retinal Loss하부 시각 손실)(OU. both eyes)
- (A)POAG(Primary Open-Angle Glaucoma원발성 개방각 녹내장)(OU)/OS-;progression(+)
- (P)O-ELZx2(OU);O-LTP(Transient Optic Disc Swelling 유두부종) x hs(X hours 시야 손실의 지속시간을 시간 단위로 나타냄)(OU) f/u3 mo later

2018년 3월 9일

- 통증: 무 pain Scale ;NRS(Nonorganic Retinal Scarring 망막에 비정상적인 흉터가 생긴 것)
- (S&O) inf.〉sup. RNFL(Retinal Nerve Fiber Layer 망막신경섬유층) loss(OU)
- taflotan 넣으면 피부가 터서 2일에 한번 넣으심. IOP 11/11mmHg
- (A)POAG(OU) / OS;progression(+) on OCT, not on VF
- (P)O-ELZx2(OU) → cost-S(Papillary Marginal 시신경 유두주변) x 2 (OU)

→ O-ELZ x 2(2배 증가)(OU) /O-LTP x hs(OU)-)O-TAFP(Optical Coherence Tomography Angiography)-S hs(OU); 피부 문제로 끊어보겠습니다. f/u4 mo later Ginexin

22년 5월 27일

- 통증: 무 pain Scale ;NRS
- (S&O) inf.mVD suspected (OU) IOP 15/12mmHg
- (A)POAG(OU)/OS;progression(+) on OCT,not on VF /O-ELZ ;피부 벗겨짐
- (P)O-ELZx2(OU) → cost-S x 2 (OU) → O-ELZx 2(OU); 실제 하루에 1-2 점안중임(피부과 진료병행)
- O-LTP x hs(OU)-)O-TAFP-S hs(OU); keep 피부 문제로 끊어보겠습니다 (1주2번 쓰심)
- f/u6 mo later Ginexin(고지혈증 아스피린);cut VF24-2(시야검사에서 사용되는 특정 테스트패턴)

2) 침 치료 및 부항치료

1달에 1번 내원하여 침치료와 습부항 치료를 시행하였다. 침치료에 사용한 혈자리는 양측 睛明(BL1), 攢竹(BL2), 絲竹空(TE23), 瞳子髎 (G1), 承泣 (S1), 魚腰 (EX-HN4), 曲池 (LI11), 合谷 (LI4), 光明(GB37), 太衝(LR3)이며 일회용 Stainless 호침(SMC 0.16×30㎜)을 사용하여 30분간 유침하였다. 습부항은 좌우 太陽 (EX-HN5), 完骨(GB12), 大椎(GV14)을 살균소독된 삼릉침(Nanolet Lancets 28G, 동방침구제작소)을 스테인리스스틸 사혈기 (동방침구제작소)에 장착하여 5~6회 자락하고 그 위에 부항(동방 일회용 부항컵 5호, 동방, 서울)을 2분간 붙이고 나서 제거하였다.

3) 한약 치료 (Table 1~4)

한약복용법

Table 4에 정리된 각 처방의 구성 약물 분량을 1첩 1일분으로 탕전, 90cc 3포

Table 1. 2022 Treatment Prescription

Prescription period	Prescription name	Reason for prescription	Dosage instructions	Progress
June	Chijahubak-tang Bongnyeongeum	Bloodshot eyes Chest discomfort Glucose instability	Each medicine, twice daily, for a total of four doses.	Ocular foreign body sensation and vitreous floaters improved by 90%.
Jul. to Sep.	Chijahubak-tang Gyulpidaehwangbakcho-tang	Bloodshot eyes Chest discomfort	Chijahubak-tang: 3 times a day Gyulpidaehwangbakcho-tang: Once a day(before bed time)	The ocular foreign body sensation resolved. Vitreous floaters in the right eye diminished. The erythema and visible blood vessels on the left cheek nearly disappeared.
Oct.to Dec.	Sohamhyung-tang Gyulpidaehwangbakcho-tang	Dyspepsia Bloodshot eyes Chest discomfort	Each medicine, twice daily, for a total of four doses.	Glare in the left eye decreased.

Table 2. 2023 Treatment Prescription

Prescription period	Prescription name	Reason for prescription	Dosage instructions	Progress
Jan. to Feb.	Sogunjung-tang Gyulpidaehwangbakcho-tang	Recurrent discharge in the right eye Abdominal muscle rigidity Hang-bae-gang Gyeol-hyung Dry eye syndrome	Sogunjung-tang: 3 times a day Gyulpidaehwangbakcho-tang: Once a day	The glare is present. Dryness in the eyes remains.
Mar. to May	Sogunjung-tang Bongnyeongeum	Morning lacrimation Glare in the left eye occurs when tired Hyeop-ha-bi Abdominal muscle rigidity	Sogunjung-tang: Twice a day Bongnyeongeum: Once a day	The glare in the left eye worsened and then decreased. Rigidity of the left masseter and temporalis muscles, Hang-bae-gang persist.
Jun.	Sogunjung-tang Bongnyeongeum	Rigidity of the left masseter and temporalis muscles Hang-gang	Sogunjung-tang: Twice a day Bongnyeongeum: Once a day	Rigidity of the left masseter and temporalis muscles, Hang-gang persist. The glare is present.
Jul.	Gejigajakyak-tang Taeksa-tang	Pain and swelling in the lower abdomen during activities.	Each medicine, twice daily, for a total of four doses.	The glare and the blurred vision in the eyes decreased.
Aug.	Taeksa-tang Gyejigahubakhaengja-tang	Rigidity of the left masseter and temporalis muscles	Each medicine, twice daily, for a total of four doses.	The pain and swelling in the lower abdomen decreased. Urine output increased. The glare is almost gone. The blurred vision remains.
Oct.	Gyejigahubakhaengja-tang Gyejigagalgeun-tang Daehamhyunghwan	Blurred vision Hang-bae-gang Gyeol-hyung	Gyejigahubakaengja-tang: Twice a day Gyejigagalgeun-tang: Once a day Daehamhyunghwan: Once a day	Night pain and swelling in the lower abdomen recurred.
Nov.	Taeksa-tang Gyejigagalgeun-tang Daehamhyunghwan	Pain and swelling in the lower abd Hang-bae-gang Gyeol-hyung	Taeksa-tang: Twice a day Gyejigagalgeun-tang: Once a day Daehamhyunghwan: Once a day	The pain and swelling in the lower abdomen resolved. The blurred vision decreased

Table 2. 2023 Treatment Prescription (Continued)

Prescription period	Prescription name	Reason for prescription	Dosage instructions	Progress
Dec.	Daehamhyung-tang Sogunjung-tang	Hang-bae-gang Gyeol-hyung Tearing in cold places Hyup-ha-bi	3 times a day	Gyeol-hyung decreased. Tearing decreased.

Table 3. 2024 Treatment Prescription

Prescription period	Prescription name	Reason for prescription	Dosage instructions	Progress
Jan.	Daehamhyung-tang Sogunjung-tang	Gyeol-hyung Tearing in cold places	3 times a day Table	Gyeol-hyung, tearing in cold places remain.
Feb.	Gyejigagalgeun-tang Daehwangmokdanpi-tang	Hang-bae-gang Pain and swelling in the lower abdomen	Gyejigagalgeun-tang: Twice a day Daehwangmokdan-tang: Once a day	Hang-bae-gang, the pain and the swelling in the lower abdomen decreased.
Mar.	Sogunjung-tang Daehwangmokdan-tang	Increased tearing in the left eye	Sogunjung-tang: Twice a day Daehwangmokdanpi-tang: Once a day	The tearing remains. The swelling in the lower abdomen resolved.
Apr.	Daehwangmokdan-tang	Swelling in the lower abdomen	3 times a day	Repetitive swelling in the lower abdomen.
Jun.	Daehwangmokdan-tang Baekduong-tang	Gyeol-hyung Abodomen pain	Daehwangmokdanpi-tang: Once a day Baekduong-tang: Twice a day	Right abdomen pain decreased.

Table 4. Composition of the Prescription

Prescription Name	Ingredients of Herbal Medicine Prescribed (g/1 day)
Chijahubag-tang	Gardeniae Fructus 6, Magnoliae Cortex 8, Ponciri Fructus Immaturus 8g
boglyeong-eum	Ginseng Radix 6, Poria Sclerotium 6, Atractylodis Rhizoma 6, Ponciri Fructus Immaturus 4, Aurantii Fructus Immaturus 5, Zingiberis Rhizoma Recens 8g
Gyulpidaehwangchoseog-tang	Aurantii Fructus Immaturus 2, Rhei Radix et Rhizoma 2, Natrii Sulfas 4g
Sohamhyung-tang	Coptidis Rhizoma 3, Pinelliae Tuber 5, richosanthis Fructus 8g
Sogunjung-tang	Cinnamomi Ramulus 8, Glycyrrhizae Radix et Rhizoma 6, Zizyphi Fructus 6, Paeoniae Radix 12, Oryzae Gluten20g
Gyejigajagyag-tang	Cinnamomi Ramulus 8, Paeoniae Radix 12, Glycyrrhizae Radix et Rhizoma 4, Zingiberis Rhizoma Recens 6, Zizyphi Fructus 6g
Gyejigahubaghaengja-tang	Cinnamomi Ramulus 8, Paeoniae Radix 6, Glycyrrhizae Radix et Rhizom 4, Zingiberis Rhizoma Recens 6, Zizyphi Fructus 6, Magnoliae Cortex 4, Armeniacae Semen 6g
Gyejigagalgeun-tang	Cinnamomi Ramulus 8, Paeoniae Radix 12, Glycyrrhizae Radix et Rhizom 4, Zingiberis Rhizoma Recens 6, Zizyphi Fructus 6, uerariae Radix 40g
Taegsa-tang	Alismatis Rhizoma 10, Atractylodis Rhizom12g
Daehamhyung-tang	Rhei Radix et Rhizoma16, Natrii Sulfas 10, Euphorbiae Kansui Radix 1g
Daehamhyung-hwan	Euphorbiae Kansui Radix, Rhei Radix et Rhizoma, Lepidii seu Descurainiae Semen, Natrii Sulfas, Armeniacae Semen
Daehwangmokdan-tang	Rhei Radix et Rhizoma 8, Moutan Radicis Cortex 3, Persicae Semen 6, Natrii Sulfas 8, Deninonoae Semen 10g
Baekduong-tang	Pulsa tillae Radix 4, Coptidis Rhizoma 6, Phellodendri Cortex 6, Fraxini Cortex 6g

로 분봉해서 복용하도록 했다. 1일 4회 복용은 2가지 처방을 동시에 복용할 때이며 아침, 점심, 저녁, 잠자기 전으로 나누어 복용하도록 했다. 1일 3회 복용할 때는 식사 시간과 관계없이 시간 간격을 고르게 나누어서 복용하도록 했다.

4) 검사

* 체온:

체온을 재는 곳은 두 눈을 감게 한 바로 위, 太陽(EX-HN5), 完骨(GB12) 부위를 측정한다. 치료기간 중 체온은 다음과 같았다. (Table 5)

* 구련(muscle rigidity)

枸攣은 오그라들어 있는 근육의 상태를 말하는 것으로, 수축이 과도하여 이완되지 않으며, 경직된 상태를 말한다.7) 눈동자와 눈 주변 안면부 근육들을 검사하였다.

치료경과

1. 진단 및 치료(Table 6~7, Fig. 1)

본 연구자는 녹내장 환자가 호소하는 눈의 불편감과 연구자가 진단한 눈 주변 문제를 치료하는 것으로 방향을 잡았다.

* 환자: 좌안 이물감과 우안의 비문증이 눈에서 가장 불편하다고 했다.
* 연구자가 진단한 환자의 두드러지는 특징 3가지
    1. 우측으로 얼굴이 기울어진 상태(사경증10도 정도 기울어져 보이는 상태였음). - 부인은 결혼 전부터 사경증이 있었다고 이야기함. 30년 이 상 된 사경증이라고 봐야함.
    2. 공막 혈관 굵기와 숫자가 일반인들의 상태와는 다르게 굵고 많다.
    3. 양쪽 뺨에 모세혈관이 두드러지게 보인다. 술을 즐기는 습관은 없다.

Table 5. Body Heat(°C)

Meridian / Time	Jun. 2022	Nov. 2022	Apr. 2023	Dec. 2023	Jun. 2024
L-eye(closed)	36.9	36.7	36.4	35.8	36.1
R-ye(closed)	36.7	36.5	36.4	35.8	36.1
L-Taeyang EX-HN5	37	36.8	36.4	36.3	36.4
R- Taeyang EX-HN5	36.8	36.6	36.4	36.3	36.4
L-Wangol GB12	37.8	37.5	37	36.4	36.7
R- Wangol GB12	37	37	36.4	36.8	36.6

Table 6. C/D Ratio&Total RNFL results of Right eye

	Mar. 2018	Apr. 2020	Jun. 2021	May. 2023	Jun. 2024
Average c/d ratio	0.80	0.85	0.79	0.80	0.84
Vertical c/d ratio	0.83	0.82	0.82	0.80	0.81
AverageRNFL Thickness	73	68	70	71	70
RNFL Symmetry	69	71	53	78	69

C/D ratio, Cup/Disc ratio; RNFL, Retinal nerve fiber layer

Table 7. C/D Ratio&Total RNFL results of Left eye

	Mar. 2018	Apr. 2020	Jun. 2021	May. 2023	Jun. 2024
Average c/d ratio	0.81	0.80	0.82	0.80	0.78
Vertical c/d ratio	0.83	0.84	0.83	0.81	0.77
Average RNFL Thickness	72	73	71	72	72
RNFL Symmetry	69	71	53	78	69

C/D ratio, Cup/Disc ratio; RNFL, Retinal nerve fiber layer

사경증이 눈에 일으켰을 문제에 대해서 환자에게 초진 때 설명했고, 고치도록 요구했다. 환자는 다음달 진료 시에 사경증이 거의 없어진 모습으로 내원했다.

2. OCT상의 변화

2018년 3월 OCT 상 우안의 평균 C/D 비율은 0.80, 좌안의 평균 C/D 비율은 0.81이었고, 수직 유두함몰비는 양안 0.83으로 모두 증가된 상태였다. 평균망막신경 두께는 우안 73㎛, 좌안 72㎛였다. 좌안의 망막신경섬유층 검사에서 Red-free 필터 적용 시 결손 부위가 하측으로 명확한 상태임을 알 수 있었다. 좌안 뿐만 아니라 우안 역시 신경 망막 테 두께 그래프에서 낮아진 부위를 확인할 수

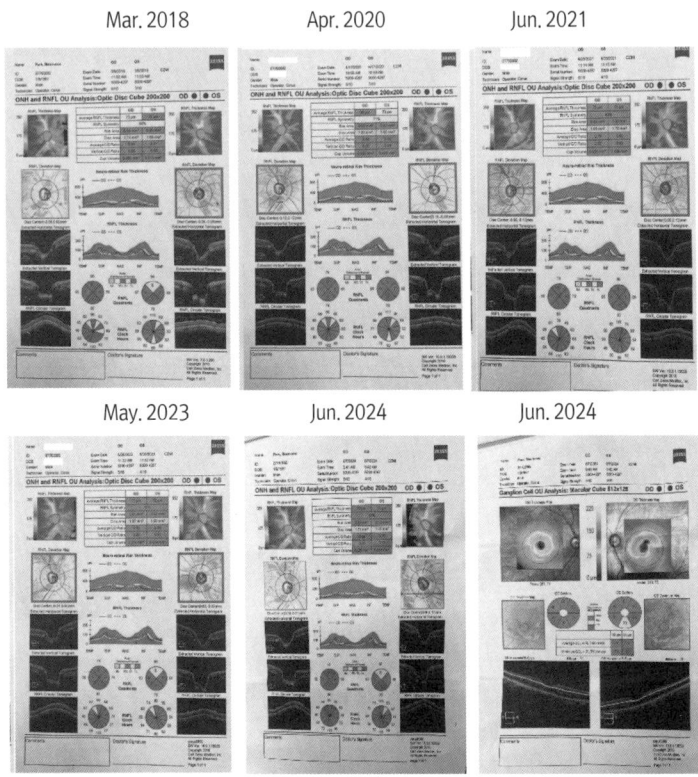

Fig. 1. OCT reports

OCT, Optical Coherence Tomography; ONH, Optic nerve head; OU, oculus uterque,; GCIPL, Ganglion cells inner plexiform layer

있다. 망막신경섬유층의 경우 우안은 상측과 하측 분면의 두께가 뚜렷하게 낮으며, 좌안은 하측 분면의 두께가 낮음을 알 수 있다.

2020년 4월 OCT 상 우안의 평균 C/D 비율은 0.85, 좌안의 평균 C/D 비율은 0.80으로 우안이 2018년도 에 비해 더 증가했다. 우안의 수직 C/D 비율은 0.82, 좌안은 0.84였다. 우안의 평균망막신경 두께는 68㎛ 로 2018년도에 비해 더 감소하였고, 좌안은 73㎛으로 2018년도에 비해 다소 증가하였다. 망막신경섬유층의 경우 우안은 상측과 하측 분면의 두께가 낮은 것이 여전한 반면 좌안은 상측면 분면이 회복됨을 확인할 수 있었다. 종합적으로 보아 좌안의 병변은 감소 내지 정체인 반면 우안은 더 악화됨을 알 수 있었다.

2021년 6월 OCT 상 평균 C/D 비율은 우안이 0.79, 좌안이 0.82로 전년도에 비해 우안은 감소했고 좌안은 약간 증가하였다. 우안의 수직 C/D 비율은 0.82로 전년도와 같고, 좌안은 0.83이였다. 우안의 평균망막신경 두께는 70㎛으로 전년도에 비해 다소 증가했고, 좌안의 경우 71㎛으로 약간 감소하였다. 신경망막테 두께 그래프는 전년도와 비슷한 패턴 이었다. 망막신경섬유층의 경우 양안 모두 상하측분 면의 두께가 낮고 좌안의 1시, 5시 방향의 병변이 뚜렷해짐을 알 수 있다.

2023년 OCT 상 양안의 평균 C/D 비율은 모두 0.80로, 전년도에 비해 우안은 증가, 좌안은 감소했으나 그 차이는 심하지 않았다. 수직 C/D 비율은 우안 0.8, 좌안 0.81로 모두 전년도에 비해 감소하였 다. 평균망막신경 두께는 우안 71㎛, 좌안 72㎛로 전년도에 비해 증가하였다. 망막신경 대칭도가 처음으로 75%로 정상 범위 안으로 확인되었다. 망막신경 섬유층의 경우 우안은 전년도와 비슷하며 좌안은 1 시방향의 분면은 다소 회복된 모습이다. 전년도에 비해 대체적으로 C/D 비율과 망막신경두께의 개선이 보인다는 점을 알 수 있다.

2024년 OCT 상 우안의 평균 C/D 비율은 0.84, 좌안은 0.78로 전년도에 비해 좌안의 감소가 뚜렷한 반면 우안은 다소 증가했다. 우안의 수직 C/D 비율은 0.81, 좌안 0.77로 이 역시 좌안의 뚜렷한 감소가 보였다. 우안의 평균망막신경 두께는 70㎛, 좌안 72㎛로 전년도와 비슷했다. 망막신경섬유층의 경우 양안이 전년도와 비슷한 사분면의 손상을 유지한 채 비슷했다. 녹내장 초기 환자의 경우 GCIPL를 통해 시신경의 부분 파괴 여부를 정밀하게 분석하는데 우안의 경우 8시 방향이 다른 영역에 비해 손상 부분이 뚜렷하나 두께의 평균 영역의 차이는 정상 범위 안에 있었고, 좌안의 경우 3~6시 즉 우하측 병변이 뚜렷하나 평균 두께 영역은 정상 범위이고 최소한의 두께가 61㎛로 떨어져 있음을 확인하였다.

녹내장은 망막신경섬유층(Retinal Nerve Fiber Layer, RNFL) 두께가 감소하고 시신경의 변화가 나타나는 진행성 시신경병증으로 빛간섭단층촬영기 (Optical Coherence Tomography, OCT)를 통해 망 막신경섬유층의 두께를 측정해서 녹내장으로 인한 신경 손상과 진행 정도를 검사한다. 또한 녹내장 환자의 경우 시야 변화 전에 시신경 유두 함몰이 나타나는데 시신경 유두에 비해 유두함몰의 지름이 커지는 것을 현상을 Cup/Disc ratio 증가(C/D비 증가)라고 한다. 평균 C/D비는 0.6이며 두 눈의 C/D 차이는 0.2 이하로 알려져 있다.[8]

본 환자의 결과를 통해 C/D 비율은 정상보다 높은 평균 0.8정도를 유지하나 치료 과정 중에 0.78까지 감소하는 변화가 생긴다는 점을 알 수 있었고, 특히 23년도에 C/D 비율과 망막신경두께, 그리고 망막 신섬유층의 대칭도가 전년도보다 개선된 수치임을 확인할 수 있었다.

3. 치료 경과

한약 치료를 2022년 6월 시작, 6개월 지난 2022년 12월 녹내장 진행이 되지 않는 것 같다는 진단을 안과의에게 받았다는 소식을 시작으로, 6개월 간격을 두고 안과에서 23년 5월, 11월, 24년 5월에 각각 정상안압녹내장의 진행이 중지된 것 같다는 진단을 총 4회 받았다. 2022년 OCT 사진은 환자가 제출하지 않아 누락되었다.

고 찰

안압이 정상안압범위를 넘어서 발생하는 폐쇄각 녹내장은 시신경유두의 변화를 유발하는 원인[2]이고 안압이라는 것이 명확하지만, 한국인들에게서 조사 된 녹내장은 77%가 정상안압녹내장[3] 범위에 속한다는 것은 안압을 낮추는 안약이 녹내장 치료에 갖는 한계가 있음을 알 수 있다.

2020년 한국인의 질병 통계는 녹내장환자 연령분포가 50대 20.1%, 60대 25.6% 70대 21.6%이라고 한다.[4] 50대 이후에 전체 환자군의 67.3%에 해당되는 것을 고려하면 녹내장을 생활습관으로 발생하는 성인병으로 접근, 치료하는 것은 안약으로 치료가 안 되는 환자들에게 대안이 될 수 있지 않을까 생각하게 된다.

2023년에 보고된 급성폐쇄각녹내장의 경우, 발병 첫날부터 한약치료를 시작해서 발병초기에 발생한 시신경 손실 외에는 시신경유두의 손실이 없음을 확인해준다. 안압이 65mmHg까지 올라간 상태에서 안약은 안압을 낮추지 못했지만, 한약으로 안압을 정상 범위 21mmHg 이하로 즉시 내리고 이후 안정적인 안압을 유지하였고, 안약을 더 이상 사용하지 않게 되었다[5]는 보고는 안압을 한약이 조절할수 있는 가능성이 있음을 제시한다. 양쪽 눈에 정상안압녹내장 이 진행되어 중기를 지나가고 있는 녹내장 환자의 경우, 호흡수가 1분에 3회로, 정상호흡 12-14회에 비해 현저히 낮은 상태를 유지하려는 생활습관 때문에 발생한 것으로 추정하고 호흡수를 정상으로 회복하기 위해 한약으로 치료하는 2년 동안 녹내장 진행이 멈추었다[6]는 보고서 또한 안압을 낮추는 안약이 녹내장 치료에 한계가 있음과, 한약이 유효함을 보여준다.

본 보고서의 연구대상이 된 정상안압녹내장환자는 2013년에 진단 받고 안약을 사용하고 있었지만, 시신경손실이 지속적으로 진행되는 중이었다. 첫번 째 처방으로 치자후박탕을 선택한 이유는 환자의 공막에 보이는 혈관과 술을 전혀 마시지 않음에도 뺨에 두드러진 혈관들이 있었고, 녹내장이 진행중인 왼쪽 눈과 눈주변의 체온이 36.5도를 넘었기 때문에 염증이 진행되고 있다는 판단을 했다.

약징에서 梔子 : 主治 心煩也. 旁治 發黃이라고 하여[7], 눈동자와 눈과 가까운 뺨에 보이는 증상들이 치자후박탕 선택의 이유였다.

橘皮 : 主治 呃逆也. 旁治 胸痺停痰[7]으로 트림을 치료하는 것이 목표지만, 가슴이 막힌 것을 치료하는 효능도 있는 귤피와, 환자가 당시에 보인 야간뇨와 깊은 잠을 자지 못하는 것 때문에 복령음을 선택했다.

6월 한달간 복용후에 주증인 비문증과 이물감이 상당부분 감소되었다고 보고했다.

2가지 약은 각각 1일 2회 아침 점심은 치자후박탕. 저녁, 잠자기 전 복령음을 복용하도록 했다.

7월 복령음을 귤피대황박초탕으로 교체한 것은 다른 증상들은 좋아졌지만, 결흉이 개선되지 않았기 때문이다. **橘皮大黃朴消湯** 治胸中有毒而結者.7) 처방은 바뀌었지만 주증은 계속 감소되었다. 1일 4회 복용했다. 치자후박탕은 아침 점심, 귤대박은 저녁 잠자기전 복용하도록 했다.

2023년에는 소건중탕을 1-6월까지 투약했다. 선방 이유는 협하비복부구련 안구건조, 소화불량증상이 주증이었기 때문이다. 그 결과는 안구건조증으로 사용하던 인공눈물 사용을 중지하게 되었다. 계지가작약탕은 복부구련이 심해져서 선방되었다. 택사탕은 소복에 발생한 부종으로 움직일 때마다 소복 통증이 발생해서 급하게 부종과 통증을 치료하기 위해서 선방되었다. 약징에서 澤瀉는 小便不利 冒眩也. 旁治渴의 효능이 있고, 朮은 主利水也. 故能治 小便自利不利. 旁治 身煩疼 痰飲 失精 眩冒 下利 喜唾의 효능이 있다.7) 택사탕을 7, 8월 복용하면서 소복창통이 없어져서 복용을 중지했더니 10월에 다시 발생 주증이 되었다. 11월에 다시 택사탕을 처방했다.

2023년 처방된 목록을 보면, 소건중탕을 쓰다가 소건중탕증이 보이지 않아서 다른 처방으로 교체했는데, 한두달 정도 지난 다음에는 다시 소건중탕증이 주증으로 나타나서 다시 사용하게 되었고, 택사탕 또한 그러했다.

계지가후박행자탕과 계지가갈근탕은 항배강과 측 두근의 구련, 눈동자 주변의 창만을 고려한 것이다. 厚朴의 主治는 胸腹脹滿也. 旁治 腹痛이며 杏仁의 主治는 胸間停水也. 故治 喘咳. 而旁治 短氣 結胸 心痛形體浮腫이라 하였고, 葛根의 主治는 項背强也. 旁治喘而汗出이다.7)

대함흉환을 겸복하게 한 것은 결흉 때문이다. 1일 1회 잠자기 전에 첩약과 함께 복용하도록 했다.

2024년에는 결흉을 치료하기 위해서 대황 망초 감수로 구성된 대함흉탕, 소복창통을 치료하기 위해서 대황목단피 백두옹탕과 같은 처방들을 선방 투약하고 있다. 桃仁 主治瘀血, 少腹満痛, 故兼治肠痛, 及妇人经水不利. (續) 효능이 있다.7)

2022년부터 처방된 한약은 종류가 13가지나 된다. 눈과 눈 주변뿐 아니라 소복창통을 치료하는 처방들도 포함되고 있다. 그 결과는 진행되던 정상안압녹내장이 진행되지 않게 되었다는 것이었다.

2년동안 한약으로 치료할 때는 녹내장진행이 중지되었다가, 다 나은것으로 생각하고 한약복용을 중지한 후 다시 정상안압녹내장이 진행되고 있다는 진단을 받은 보고6)는 녹내장을 치료하는데 필요한 시간은 2년 이상이 될 수 있음을 의미하는 것일 수도 있다.

본 연구의 대상도 2024년 5월로 24개월이 지났고, 아직 한약 치료를 하는 중이다. 결흉과 다시 발생한 안구건조증을 치료하고 있다. 녹내장이 진행되지 않고 있다는 진단은 계속해서 받고 있는 중이다.

침치료와 습부항 치료는 1달에 1회에 불과해 녹내장 치료에 기여한 바가 크다고 하기 어렵다. 녹내장 환자는 눈동자 주변에서 체온이 높은 경향을 보인다. Table 5를 보면 눈주변의 체온이 높았다가 36.5도 이하로 떨어진 것을 확인할 수 있다. 침과 습부항치료는 처치 즉시 눈주변의 체온을 떨어뜨리는 효과가 있다.

녹내장 환자일 때 구련은 진단에서 주목해야한다. 특히 눈동자 자체의 구련과 눈과 가까운 두안면부 구련은 진단과 치료에 있어서 중요한 지표가 된다. 오직 진료자의 손끝 감각을 통해서 확인되고, 환자에게는 확인시켜 줄 수 있다. 감각의 영역이기 때문에 수치로 표현할 수 없지만, 구련이 강할수록 근육 안에 있는 혈관을 압박하기 때문에 작은 혈관들이 많은 눈동자 속의 혈액 순환에 악영향을 미칠 것임을 짐작할 수 있다. 구련이 강할 때, 계지가작약소건중 계지가후박행자 계지가갈근과 같은 계지탕군을 선방했다.

신생혈관 녹내장(Neovacular glaucoma, NVG)은 당뇨망막병증, 망막중심정

맥혈관폐쇄, 안허혈 증후군에 의해 망막이 저산소 상태로 노출될 때 발생하는 이차성 녹내장이다.2) (Figure 2)

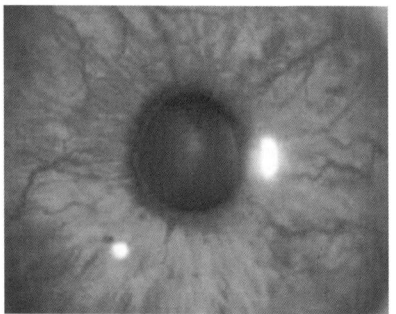

Fig. 2. Neovacular glaucoma

* 녹내장환자나 안구건조증 환자들에게서 볼 수 있는 혈관의 형태는 다음과 같다.

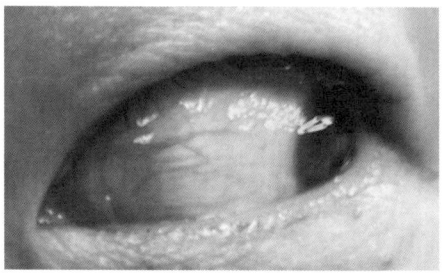

Fig. 3. Eye of patient with early glaucoma intraocular pressure26

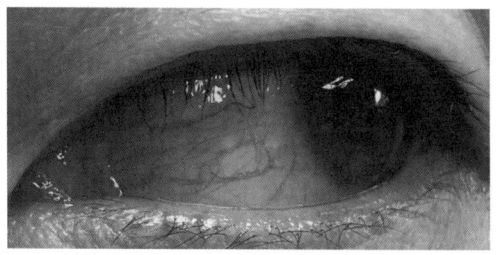

Fig. 4. dry eye syndrome pupils suffering for many years

Fig. 2에서 이차성녹내장환자의 눈동자에서 작은 혈관들을 살펴보면, 중심에서부터 눈꼬리 쪽으로 번져가는 양상을 관찰할 수 있다. 안구건조증이나 녹내장환자 눈동자(Fig3, 4)는 양쪽 끝에서 동공과 홍채 쪽으로 혈관이 뻗어가는 양상이다. 시야를 잃을수록 동공 쪽으로 가는 혈관이 많고 굵어 보이는 특징이 있다.

본 치험례에서 보고하는 환자의 눈동자도 일반인들과는 다른 혈관을 공막에서 관찰할 수 있었다. 두꺼워진 혈관이 육안으로 보였고, 치료를 진행하는 동안 그 혈관들이 변화하는 것을 확인했으며, 한약치료 방향에 대한 보조안내자 역할을 했다.

다음 사진은 2022년 6월 초진 때 찍은 사진과 가장 최근에 찍은 24년 6월에 찍은 눈동자 사진을 차례로 배열하였다. (Figure 5)

다음의 사진에서 녹내장이 있는 왼쪽 눈을 살펴보면 22년도 6월에 찍은 위의 사진에 비해 24년 6월에 찍은 사진에서 공막 혈관은 달라진 모양을 보이고 있다.

육안으로만 사진을 보면 차이가 미미해 보이지만, 확대해서 보면 혈관의 굵기와 형태가 희미해지고 흩어지는 모습을 윗사진에서 확인할 수 있고, 아랫사진에서는 구불거리던 혈관의 길이가 짧아지고, 두께가 얇아진 것을 확인할 수 있다.

한약을 복용하면서 좋아지는 증상에 대한 환자의 주관적인 보고나, 한의사가 확인하는 지표는 객관화 해서 수치로 보여줄 수 없기 때문에 한의원에서 녹내장 치료의 진단을 객관적으로 할 수 있는 방법을 찾다가 혈안구를 선택하고, 그 변화 과정을 사진 찍어 비교하며 치료를 진행했다. 결흉, 흉비, 구련, 항 배강 같은 진단지표는 진료자 주관의 영역이고, 환자에게 확인시켜 줄 수 있지만, 객관적인 숫자지표로 제시할 수는 없다. 만약 녹내장 환자들의 공막에 드러나는 혈관과 녹내장, 녹내장의증, 안구구건조증과 같은 질병과 일정한 관계가 있다는 증거를 더 많은 사례에서 확인할 수 있다면, 좀 더 빠르게 녹내장을 진단해서

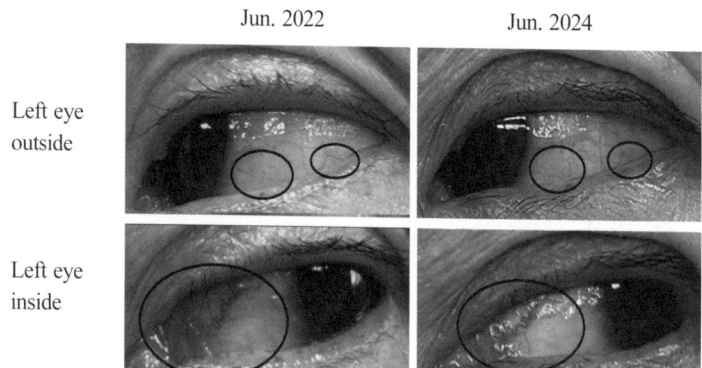

Fig. 5. Images of the Conjunctiva

치료할 수 있는 기회를 일찍 가질 수 있다는 것도 의미있는 일이 될 것이다.

연구 방법으로 시야검사를 택하지 않은 것은, 이 검사도 1년에 1회 정도 실시가 되고, 환자가 검사 때 어떤 선택을 하는 가에 따라 시야검사결과가 달라질 수 있는 상황이 있기 때문이다. OCT검사는 시신경 상태를 표와 그림으로 보여주기 때문에 환자의 주관적인 태도와는 관계없이 객관적인 결과를 얻게 되기 때문에 OCT만을 치료 기준으로 선택했다.

한약을 선택할 때 1번에 1가지 약을 투약하지 않고, 동시에 2가지 약을 처방해서 1일 3회, 1일 1회 또는 각각 1일 2회씩 총 4회씩 복용하도록 했던 것은, 환자가 직장생활 중이어서 한약복용의 부작용으로 발생하는 잦은 배변의 불편함이 주된 이유였다. 눈 주변에 보이는 문제들 중 어떤 순서가 녹내장 치료를 더 빠르게 할 수 있는가에 대한 우선순위를 명확하게 결정할 수 없기 때문이기도 했다. 치험례가 많아지게 되면 어떤 순서로 치료해 가는 것이 녹내장을 중단시키는데 더 효과적인지 알게 될 것이라 기대한다. 안과에서 사용하는 안압을 낮추는 안약이나 수술로 실명을 막을 수 없는 지금의 상황에서 한약으로 녹내장을 치료하려는 시도와 그 결과가 환자 에게 도움이 된다는 결과를 지속적으로 얻게 된다면 절망하고 있는 녹내장 환자들에게 희망을 주는 가치있는 도전이 될 것이라 생각한다.

결 론

  정상 안압 녹내장으로 2013년 진단받고 2022년 6월 한의원에 내원할 때까지 녹내장이 진행되어 시야를 잃고 있던 환자를 2년간 눈과 눈 주변의 증상들을 치료하는 한약으로 치료하는 과정에서 왼쪽 눈에서 진행되던 정상안압녹내장의 진행이 멈추었다는 진단을 OCT검사로 받았다는 결과를 치험례로 보고한다.

참고문헌

1. The society of Korean medicine Ophthalmology, Otolaryngology & Dermatology. (2022). Text of Traditional Korean Dermatology & Surgery. Seoul: Globooks. 149-53
2. Kim YY, Hwang YH. All About Glaucoma(2020). New Diagnostics and Treatment. korea uni. publishing house. 29-31
3. Kim HS, Kim HM, Seong GJ, Yu YS.(2020). Text of Ophtahlmology. Seoul: Ilchokak. 297-340
4. Health Insurance Review and Assessment Service(HIRA).(2021). Diseases in daily life. Statistics of medical treatment activities. publication registration number G000EPI-2021-163 [serial online] 2021 Dec. [citied 2021 Dec. 23]; 1(1): Available from: https://www.hira.or.kr/bbsDummy.do?pgmid=HIRAA020045010000&brdScnBltNo=4&brdBlt No=2361&pageIndex=1&pageIndex2=1
5. Han GE, Kang EJ. (2023). A Case Report of Acute Angle Closure Glaucoma Patient Treated with Go-bang (Case Report). J Korean Med. 44(2), 170-80. https://doi.org/10.13048/jkm.23023
6. Han GE, Kang EJ, Lee GS. (2023). A Case of Korean Herbal Medicine Treatment for Normal Tension Glaucoma using Go-Bang. J Korean Med. 44(3), 102-116. https://doi.org/10.13048/jkm.23034
7. Yakjing Yoshimasu todo original. (2021). Kim, Jong-oh Mulgogisup 54-362
8. Choi YA, Joo BC. (2018). Retinal Nerve Fiber Layer Thickness Messured by Spectral Domain Optical Coherence Tomohrapy in Healthy Koreans. J Korean Ophthalamol Soc. 59(6):537-42. https://doi.org/10.3341/jkos.2018.59.6.537

ORCID

한기은 https://orcid.org/0000-0002-4860-8854
강은정 https://orcid.org/0000-0001-6112-1197

전체 참고문헌

All About Glaucoma: New Diagnostics and Treatment Kim,Yongyeon; Hwang, Younghoon. korea uni. publishing house.2020:(35-79)

Aung T, Ang LP, Chan SP, Chew PT. Acute primary angle-closure: long-term intraocular pressure outcome in Asian eyes. Am J Ophthalmol 2001;131(1):7-12.

Choi JA, New classes of glaucoma medical treatment. J Korean Med Assoc. 2019;62(9): 497-504.

Choi YA, Joo BC. (2018). Retinal Nerve Fiber Layer Thickness Messured by Spectral Domain Optical Coherence Tomohrapy in Healthy Koreans. J Korean Ophthalamol Soc. 59(6):537-42. https://doi.org/10.3341/jkos.2018.59.6.537

Galassi F. Nuzzaci G.Sodi A. Casi P, Vielmo A.: Casi P. Vielmo A : Color Dopper imaging in evaluation of optic nerve blood supply in normal &glaucomatous subjects. Int Ophthalmol 16:272-276, 1992. 10.1007/BF00917974

Han GE, Kang EJ. (2023). A Case Report of Acute Angle Closure Glaucoma Patient Treated with Go-bang (Case Report). J Korean Med. 44(2), 170-80. https://doi.org/10.13048/jkm.23023

Han GE, Kang EJ, Lee GS. (2023). A Case of Korean Herbal Medicine Treatment for Normal Tension Glaucoma using Go-Bang. J Korean Med. 44(3), 102-116. https://doi.org/10.13048/jkm.23034

Harris A, Rechtman E, Siesky B, et al. The role of optic nerve blood flow in the pathogenesis of glaucoma. Ophthalmol Clin North Am 2005;18:345-53. 10.1016/j.ohc.2005.04.001

Hayreh SS. Progress in the understanding of the vascular etiology of glaucoma. Curr Opin Ophthalmol 1994;5:26-35.

Hayreh SS. The blood supply of the optic nerve head and the evaluation of it: myth and reality. Prog Retin Eye Res 2001;20:563-93. 10.1016/s1350-9462(01)00004-0

Health Insurance Review and Assessment Service(HIRA).(2021). Diseases in daily life. Statistics of medical treatment activities. publication registration number G000EPI-2021-163 [serial online] 2021 Dec. [citied 2021 Dec. 23]; 1(1)· Available from: https://www.hira.or.kr/bbsDummy.

do?pgmid=HIRAA020045010000&brdScnBltNo=4&brdBlt No=2361& pageIndex=1&pageIndex2=1

Hong SK, Sung JK, Kun JY. Clinical Study on Primary Acute Angle Closure Glaucoma. J Korean Ophthalmol Soc. 1995;36(3):139-44.

Hyung-Rae Jo, Min Hwangbo. Four Cases of Tinnitus with Sudden Sensorineural Hearing Loss Treated by Daehamhyung-tang. J Korean Med Ophthalmol Otolaryngol Dermatol 2015; 28(3):145-160p ISSN 1738-6640 eISSN 2234-4020

Kalouda P, Keskini C, Anastasopoulos E, Topouzis F. Achievements and limits of current medical therapy of glaucoma. Dev Ophthalmol. Basel:Karger. 2017:(1-14)

Kim YY, Hwang YH. All About Glaucoma(2020). New Diagnostics and Treatment. korea uni. publishing house. 29-31

Kim HS, Kim HM, Seong GJ, Yu YS.(2020). Text of Ophtahlmology. Seoul: Ilchokak. 297-340

Kim,Yongyeon; Hwang,Younghoon:All About Glaucoma: New Diagnostics and Treatment. korea uni. publishing house. 2020:23-24

Martorina M.Canerlingo M: A Doppler-sonograpic study in glaucoma. Ophthalmologica 194:82-85, 1987. 10.1159/000309740

Park Chang-joon, Lee Nam-ho, Kim Chang-shik. Differences in 24-hour ambulatory blood pressure between normal tension glaucoma and primary open angle glaucoma. jkos. 2007. 48.11.1512. https://doi.org/10.3341/jkos.2007.48.11.1512

Rajanpongpun P, Drance SM, MOrrison BJ : Ophthalmic artery flow velocity in glaucomatous & normal subjects. Br J Ophthalmol 77:25-29. 1993. 10.1136/bjo.77.1.25

Tanna AP, Johnson M. Rho kinase inhibitors as a novel treatment for glaucoma and ocular hypertension. Ophthalmology 2018;125(11): 1741-56.

Young Ghee Lee, Tae Hyung Kim, Chan Yun Kim, Young Jae Hong. Comparison of optic nerve and peripapillary retinal blood flow in normal eyes, primary open-angle glaucoma, and normal tension glaucoma. jkos. 1999;40(7): 1934-1943.

Medeiros FA, Martin KR, Peace J, Scassellati Sforzolini B, Vittitow JL, Weinreb RN. Comparison of latanoprostene bunod 0.024% and timolol maleate 0.5% in open-angle glaucoma or ocular hypertension: the LUNAR study. Am J Opthalmol 2016;168:250-9.

Khokhar S, Sindhu N, Pangtey MS. Phacoemulsification in filtered chronic angle closure glaucoma eyes. Clin Experiment Ophthalmol. 2002;30(4):256-60.

Lee CH, You IC, Kim YR. Phacoemulsification versus laser peripheral iridotomy in early treatment of acute primary angle-closure glaucoma. J Korean Ophthalmol Soc. 2016; 57(2),290-95.

Lai JS, Tham CC, Chan JC. The clinicaloutcomes of cataract extraction by phacoemulsification in eyes with primary angle-closure glaucoma (PACG) and co-existing cataract: a prospective case series. J Glaucoma 2006;15(1):47-52.

Shields MB. Normal-tension glaucoma: is it different from primary open-angle glaucoma? Curr Opin Ophthalmol 2008;19:85-8.11 10.1097/ICU. 0b013e3282f3919b

The society of Korean medicine Ophthalmology, Otolaryngology & Dermatology. Text ofTraditional Korean Dermatology & Surgery. Seoul:Globooks. 2022:(149-53)

Yakjing Yoshimasu todo original. Kim,Jong-oh Mulgogisup 2021:35-386

김수현, 이용섭, 『玄家手技法』, 일중사, 2005.

이용섭, 특발성 측만증의 새로운 패턴분류와 현가수기치료, YS PUBLISH, 2013.

김정림 https://doi.org/10.3341/jkos.2025.66.2.120).

김유라외 https://doi.org/10.3341/jkos.2015.56.5.753

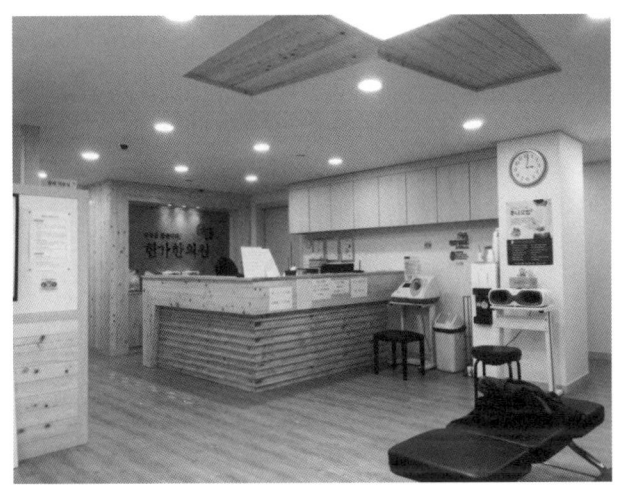

현가한의원

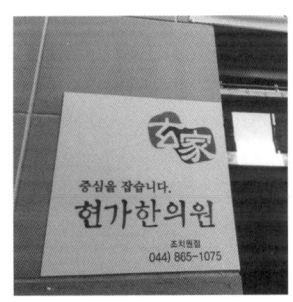
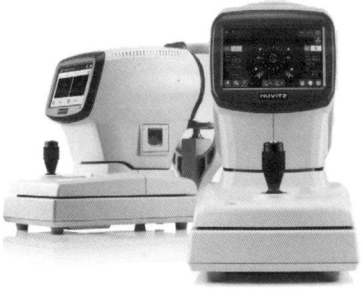

현가한의원 / 한의사 한기은

한기은 원장은 대전여고, 한남대, 숙명여대대학원에서 공부했으며,
2001년 우석대 한의대를 졸업했다.
한기은 원장은 2001년 대전에서 두리한의원을 공동개원했으며,
2017년 조치원에 현가한의원을 개원했다.
한의원 이름은 현가수기치료요법에서 앞글자를 가져왔다.
현가수기치료법은 척추측만증을 치료하기 위해서
한의사 김수현이 개발한 치료법이다.
가벼운 염좌부터 어렵고 힘든 측만증까지 치료를 하는데 특화되어있다.
한기은 원장은 현가치료법을 기본으로 하면서,
한의학 내에 있는 시의학회에서 한약을 공부하고 있다.
내과와 구조적인 변화에 의한 질병에 대해서 치료하는데 관심이 있다.
한기은 원장은 시의학회에서 공부를 하면서
자신의 녹내장을 치료했고, 환자들의 녹내장을 치료하는 중이다.
한기은 원장의 꿈은 녹내장은 불치의 병이 아니라
난치의 병이라는 정도로 인식이 바뀌는 것이다.
꿈은 누구나 꿀 수 있는 것이니까. …

찾아오시는 길

현가한의원은 조치원역(기차역)에서 5분 거리에 있다.
녹내장을 한약으로 치료해보고 싶으신 분은 예약을 하시고,
그동안의 진료기록을 가져오시면 된다.

전　　화 : 044-865-1075
주　　소 : 세종시 조치원읍 새내10길 12 농협2층
진료시간 : **진료** 평일은 오전 9-오후6시, 공휴일 진료
　　　　　휴진 수요일